W0341119

Un livre pour aller à la plage

« "Tiens, voilà la baleine", c'est par ces mots, toujours blessants vous en conviendrez, que commençait chacune de mes après-midi à la plage. Au bout de quelques années, j'avais fini par m'y faire, et j'arrivais même à en rire (comme une baleine, je ne vous le fais pas dire), jusqu'au jour où, au détour d'un article dans *Sciences et Vie*, je découvris que ledit animal était en voie de disparition.

Particulièrement inquiète du sort qui m'attendait si je ne faisais rien rapidement, je me suis jetée sans plus attendre, sur ce petit livre super-astucieux pour toutes celles et ceux qui, comme moi, redoutent un ultime échouage sur la plage.

Assez amusant à lire et bien écrit, il s'agit ici de nombreuses recettes simples à préparer, vite réalisées et qui devraient, en tout cas ce fut le cas pour moi, vous faire changer de classification animale.

Quel bonheur de se faire appeler "ma crevette" plutôt que "la baleine" !! »

Une lectrice

Des mêmes auteurs, aux éditions Leduc.s

Bonnes calories, mauvaises calories, 2009.
IS antikilos, 2008.
Programme minceur agar-agar en 15 jours, 2008.
Konjac coupe-faim, 2008.
Verrines simplissimes à l'agar-agar, 2008.
Agar-agar, la nouvelle arme antikilos, 2007.
Le régime express IG minceur, 2007.
Le régime IG, 2006.
Le programme brûle-graisses en 30 jours, 2006.

Cinquième impression (avril 2009)
33, rue Linné
75005 Paris – France
E-mail : info@leduc-editions.com
ISBN : 978-2-84899-151-1

ANNE DUFOUR CAROLE GARNIER

LE RÉGIME EXPRESS IG BRÛLE-GRAISSES

LEDUC.S ÉDITIONS

SOMMAIRE

CHAPITRE 1

LE RÉGIME EXPRESS IG BRÛLE-GRAISSES : MODE D'EMPLOI

Les grands principes de l'index glycémique bas

On peut classer les aliments en deux grandes catégories : ceux qui ont un index glycémique bas (c'est bien !) et ceux dont l'index glycémique est élevé. Au milieu se situent les aliments à l'index glycémique dit « modéré ». **Pour perdre du poids**, pas de secret : **il faut baser son alimentation sur les aliments à IG bas.**

Le problème des aliments à IG élevé

Lorsqu'on dit qu'un aliment est à **IG élevé**, cela signifie que les sucres (glucides) qu'il renferme passent brutalement dans notre circulation sanguine. Le sang devient donc rapidement trop « sucré », ce qui est néfaste pour la ligne et pour la santé. Pour assimiler ces glucides, l'organisme n'a qu'un seul moyen : produire une hormone, l'insuline. C'est elle qui fait entrer le sucre dans les cellules. Ainsi, le sang en est débarrassé, mais cette énergie distribuée à nos cellules… elle va servir à quoi ? Si on fait beaucoup d'activité physique, nos muscles vont la brûler. Mais sinon ? Elle est tout simplement stockée sous forme de graisses dans nos cellules… graisseuses. Et **on grossit**. Voilà **pour le court terme**.

Car **à long terme**, les choses s'aggravent encore. L'organe qui fabrique l'insuline, c'est le pancréas. Si l'on mange trop souvent des aliments à **IG élevé**, il est obligé de produire cette fameuse insuline en permanence ou presque. À force, il s'épuise et n'en fabrique plus suffisamment, ou alors elle n'est pas assez efficace. Résultat : le sucre pénètre moins bien dans les cellules, il reste en partie dans le sang. C'est **le diabète**. Et, en baignant en permanence dans un sang trop sucré, nos organes s'abîment peu à peu : le cœur, les yeux, les vaisseaux sanguins, tous pâtissent de la situation. **On accélère le vieillissement.**

L'intérêt des aliments à IG bas

Au contraire, les aliments à **IG bas** ne se débarrassent pas de leurs sucres aussi brutalement. Soit parce qu'ils sont plus lents à digérer (par exemple parce qu'ils renferment des fibres, ce qui ralentit leur assimilation), soit parce que la composition de leurs sucres n'exige pas de grandes quantités d'insuline pour une bonne assimilation. Ainsi, notre sang ne devient pas trop sucré, le pancréas fabrique moins d'insuline, nos cellules graisseuses, du coup, n'ont plus rien à stocker. **On mincit.**

À long terme, puisque le pancréas n'est pas épuisé, il continue à travailler normalement, fournissant une dose suffisante d'insuline de bonne qualité au fil des repas. On ne devient pas diabétique. Nos organes sont correctement approvisionnés, ils baignent dans un environnement physiologique, qui leur convient bien pour fonctionner. **On ralentit le vieillissement**.

Comment reconnaître un aliment à IG bas et un aliment à IG élevé ?

Ce n'est pas écrit sur sa figure ! Tout comme il existait des tables caloriques, il existe désormais des **tables IG**. Pour faire les bons choix, il suffit de se reporter aux aliments et de regarder leur IG. Ne tombez pas dans le piège de croire que les aliments à goût sucré ont un IG élevé et tous les autres, un IG bas. Ça ne marche pas du tout comme cela !

Ainsi, l'IG du pruneau est plus bas que celui de la pomme de terre, contrairement à ce que l'on pourrait imaginer.

Par ailleurs, **l'IG change en fonction de certains paramètres** tels que la cuisson, l'assaisonnement, la consistance du repas. L'IG des pâtes *al dente* est plus bas (donc préférable) à celui des pâtes plus cuites. L'IG de la pomme de terre vapeur est plus bas que celui de la purée. Dans le cas de la purée ou des pâtes trop cuites, l'aliment est très « mou », facile à attaquer de toutes parts par nos enzymes digestives, qui n'en font qu'une bouchée. Le sucre est vite et surtout complètement assimilé, après avoir déboulé en force dans le sang.

Autrement dit, **plus le système digestif doit fournir d'effort pour aller récupérer les glucides d'un aliment, plus l'IG de cet aliment est bas.**

L'IG d'un aliment varie entre 0 et 100. Plus il est bas (donc proche de 0), mieux ça vaut. Plus il se rapproche de 100, plus il faut l'éviter si l'on cherche à mincir et à préserver sa santé. On estime qu'un IG de 50 est modéré. Donc, tous les aliments compris entre 0 et 50 sont pour vous. Tous ceux qui sont compris entre 50 et 100 doivent être consommés le plus rarement possible, et toujours accompagnés d'un aliment à IG bas. Par exemple, une pomme de terre, d'accord, mais accompagnée d'un légume vert.

Reportez-vous p. 12 pour une table IG des aliments les plus courants.

Ne confondez pas l'index glycémique avec les anciennes notions de « sucre rapide/sucre lent ». Ces dernières ont été reconnues obsolètes. Parmi les aliments anciennement qualifiés de « sucres lents », comme le riz, les pommes de terre, les lentilles ou le pain, certains ont en effet un IG extrêmement élevé, et ne sont donc pas recommandés au quotidien.

> L'IG élevé, ce n'est pas égal à des sucres rapides !
> L'IG bas, ce n'est pas égal à des sucres lents !

Les aliments à l'IG le + bas ☺	Les aliments à l'IG le + élevé ☹
• Avocat • Amande, noisette, noix, cacahuète • Céréales germées • Champignons • Olive • Soja/ tofu/lait de soja • Artichaut • Cacao en poudre/ chocolat noir, fructose • Flageolet, lentille • Fraise, cerise, groseille, myrtilles, cassis, etc. (petits fruits)	• Maltose (bière) • Pomme de terre au four, frite, purée • Riz classique (gluant), à cuisson rapide, standard • Riz soufflé, galette de riz • Pop corn, corn flakes, flocons de maïs, Special K • Pain à hamburger, pain de mie • Lasagnes • Sucre (blanc, roux), coca, soda... • Chips, croissant, brioche, biscuits

Les grands principes des aliments brûle-graisses

Parmi les aliments à IG bas, donc qui aident à perdre du poids, certains ont des propriétés « brûle-graisses ». Soit parce qu'ils **sont pauvres en mauvaises graisses** (car les « bonnes graisses » aident à maigrir, eh oui !), soit parce qu'ils **participent à leur élimination**, soit parce qu'ils **aident à déstocker la graisse et à fabriquer du muscle**, soit enfin parce qu'ils **empêchent l'absorption des graisses** par le corps.

Il y a graisse et graisse

S'il suffisait de ne pas manger de graisses pour ne pas en stocker dans le corps, tout serait très simple. Mais comme vous vous en doutez, ce n'est pas le cas !

D'abord parce que nous venons de voir que les sucres des aliments à IG élevé étaient stockés dans le corps sous forme de gras. Ensuite parce que selon la composition des graisses, certaines sont bien plus faciles à brûler que d'autres, qui ont tendance à s'incruster dans nos capitons pour ne plus en sortir.

☺ Les graisses à favoriser	☹ Les graisses à éviter
• Huile d'olive, de colza, de noix, de germe de blé • Poissons gras (saumon, maquereau, hareng…) • Noix, noisettes, amandes • Avocat	• Huiles de palme (et de palmiste), de coprah, de tournesol, de maïs, saindoux • Beurre (sauf cru, le matin) • Graisses des viandes rouges grasses et charcuteries (entrecôte, lard, rillettes…) • Peau des volailles • Produits laitiers au lait entier, fromages gras • Huiles hydrogénées

C'est pourquoi vous constaterez que dans nos recettes, nous employons systématiquement de l'huile d'olive ou de colza, ainsi que de l'huile de noix mais plus rarement. Ne supprimez pas ces ingrédients de vos plats : vous ne mincirez pas plus vite, au contraire !

Les 10 meilleurs aliments IG brûle-graisses ☺	**Les 10 aliments les plus « stocke graisses » ☹**
• L'aubergine	• La mayonnaise
• Les champignons	• Les viennoiseries
• Les yaourts maigres	• Les aliment panés
• Le fromage blanc 0 %	• Les saucisses
• Les poissons « gras »	• Les fritures
• Le son d'avoine	• Les barres chocolatées
• Les viandes maigres	• Le tarama
• Le poivron	• La crème brûlée
• Le céleri	• Les quiches
• La pomme	• Les crèmes glacées

Vos meilleurs alliés IG brûle-graisses

Que vous mangiez chez vous ou au restaurant, découvrez les aliments qui vous aideront au quotidien à la fois à maîtriser les processus de stockage de l'organisme et à brûler les graisses.

Le poisson et les fruits de mer

Truite, cabillaud, thon, mais aussi crevettes, moules, huîtres… Riches en protéines maigres (ou accompagnés d'un peu de « bons gras »), ce sont des modèles « brûle-graisses ». En plus, ils sont bourrés de minéraux favorisant la perte de poids, tels que le chrome et le magnésium. Comme ils ne renferment pas de glucides (sucre), leur IG est très, très bas.

La viande maigre (jambon, poulet)

Les blancs de poulet, les escalopes de dinde, le jambon blanc dégraissé, les jambons de volailles, le rôti de porc dégraissé… Ultrariches en protéines, ce sont encore des éléments « brûle-graisses » pivots. Eux non plus ne renferment pas de glucides, leur IG est donc lui aussi très, très bas. Sans la peau du poulet, très grasse en revanche, merci !

Les légumes secs (lentilles, haricots, pois chiches)

Tous renferment des glucides très particuliers, emmaillotés dans un réseau de fibres dense qui rend leur IG extra-bas. Par ailleurs, ils sont naturellement dénués de gras… à condition de ne pas les cuisiner au beurre, évidemment ! Encore une base « brûle-graisses » et « IG idéal » simplement parfaite. Les lentilles et les haricots secs sont recommandés plusieurs fois par semaine, notamment à la place des pommes de terre. Prenez le bon réflexe : une tranche de jambon + des haricots rouges, 2 œufs durs + des lentilles, un pavé de cabillaud + des flageolets, c'est facile, pas cher, délicieux, et très « minceur » !

Les pâtes

D'un point de vue IG il y a « pâtes » et « pâtes ». Limitez les pâtes fraîches, très raffinées, précuites et/ou très cuites ainsi que celles nécessitant une cuisson longue (lasagnes). Préférez les spaghettis ou les tagliatelles, dont le procédé de fabrication abaisse l'IG, ou alors des pâtes complètes (bio de préférence). Les vermicelles, ça marche aussi, mais plutôt dans la soupe… Pour la cuisson, c'est *al dente*, car plus on cuit les pâtes, plus leur IG s'élève.

Et d'un point de vue « brûle-graisses », évidemment, les pâtes ne sont pas noyées sous la sauce 4 fromages mais simplement cuites avec un cube de bouillon de légumes pour leur donner de la saveur sans la lourdeur (comptez 1 cube pour 50 cl d'eau).

*Le soja**

Le soja et ses produits dérivés (lait de soja, crème de soja, tofu…) ont un IG très bas. Ils renferment des protéines végétales et des « bons gras ». Mais aussi des tanins, substances qui empêchent en partie l'absorption des sucres par le corps qui, du coup, les élimine. Hourra !

---

* *Ne confondez pas avec les pousses de soja, que l'on utilise généralement comme salade croquante, typique des restaurants chinois ! Ils n'ont pas du tout les mêmes propriétés.*

La salade

La salade cumule les atouts. D'abord, c'est un matériau de base servant à imaginer une variété infinie de saveurs, parfums, couleurs. Ensuite, elle entre dans la catégorie « **crudités** », or les aliments crus ont toujours un IG plus bas que lorsqu'ils sont cuits. Par ailleurs, c'est le prétexte rêvé pour profiter **d'aliments « coups de pouce »**, « **super brûle-graisses** » et « **super IG bas** » qui font carrément baisser l'index glycémique du repas tout entier ! C'est le cas du vinaigre, du citron et du son d'avoine. Enfin, sous un apport calorique tout à fait négligeable, elle fournit des fibres, des antioxydants et des minéraux antikilos.

Il est donc fortement recommandé de commencer systématiquement son repas par une petite salade verte (ou par une soupe, voir ci-dessous), et de s'offrir régulièrement une belle salade composée complète en guise de plat du jour.

Les soupes

La soupe « avec des morceaux » est un imbattable coupe-faim et un allié minceur… de poids. En effet, sous cette forme, elle est à la fois solide et liquide. Lorsqu'on l'avale, l'estomac réceptionne l'ensemble, mais laisse filer le bouillon qu'il n'a nul besoin de digérer. En revanche, l'estomac, lesté de morceaux alimentaires, se ferme pour digérer : on se sent tout de suite rassasié. Cela dit, si les potages lisses, mixés, calment moins l'appétit, ils apportent tout de même leur quota de fibres et d'éléments brûle-graisses. Les études montrent que lorsqu'on attaque son repas par une soupe, on avale finalement environ 20 % de calories en moins. C'est énorme !

Les légumes verts

Tous sans exception ont un IG très, très bas. Cela n'étonnera donc personne qu'ils soient fortement recommandés à tous ceux qui souhaitent perdre du poids ou simplement surveiller leur ligne. Entendons-nous bien sur le terme « légume vert ». Un légume vert, c'est un légume… vert (épinard, haricot vert). Ou rouge (tomate), ou orange (carotte), ou blanc (fenouil, céleri) ou violet (aubergine).

Ce n'est PAS une pomme de terre, et encore moins une frite ou une chips.

Le riz basmati

Tout comme l'IG des pâtes diffère en fonction de la variété choisie, l'IG du riz est éminemment variable en fonction de sa provenance et de son mode de culture. Les variétés anciennes, rustiques, n'ont pas la même composition que les variétés cultivées pour leur haut rendement. Résultat, le riz blanc classique (surtout à cuisson rapide) est à éviter absolument : son IG est ultra-élevé. En revanche, le riz basmati et le riz complet sont de bonnes bases d'accompagnement pour vos plats « IG brûle-graisses ». Le riz sauvage est parfait aussi.

Les fruits

On ne risque pas de se tromper : presque tous ont un IG bas. Seuls quelques rares affichent un IG élevé, comme la pastèque ou le litchi. Bourrés de vitamines « brûle-graisses », pleins de fibres douces avec le transit mais dures avec les graisses, les fruits sont la meilleure façon de terminer un repas ou de caler un petit creux dans la journée. Ils s'entendent « nature », pas sous forme de tarte ou de crème !

La pomme reste un indétrônable « bon plan » minceur, mais l'orange, l'ananas, les kiwis et les fruits rouges n'ont rien à lui envier sur un plan « IG brûle-graisses ».

Les aliments « coups de pouce »

Quelques aliments sont très utiles en « IG brûle-graisses » pour diverses raisons : certains abaissent l'index glycémique du repas, d'autres « captent » une partie des sucres alimentaires pour les éliminer, d'autres encore apportent des minéraux « antikilos » fort appréciés.

Mettez-les au menu chaque jour, le plus souvent possible !

Vos 9 aliments « coups de pouce »

Le citron
Le vinaigre
L'oignon
Les épices
Les herbes
Le son d'avoine
La cannelle
Le thé vert (ou noir)
L'eau minérale (riche en calcium et magnésium)

Exemples types de menus IG brûle-graisses

À chaque repas, il est facile d'opter pour « l'IG brûle-graisses ». C'est souvent une question de détail !

PETIT DÉJEUNER

Les mauvais choix ☹

Boisson sucrée (thé, café, jus de fruits, chocolat, soda…)

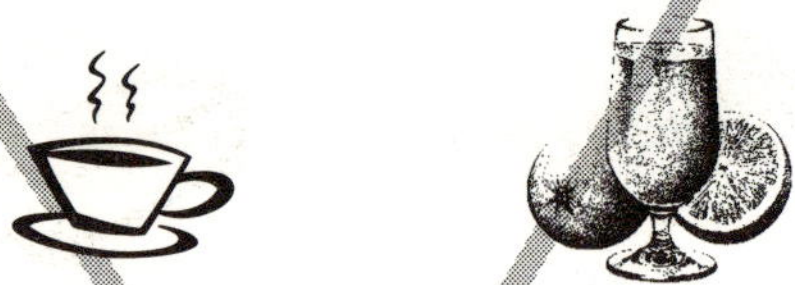

1 bol de céréales sucrées + lait

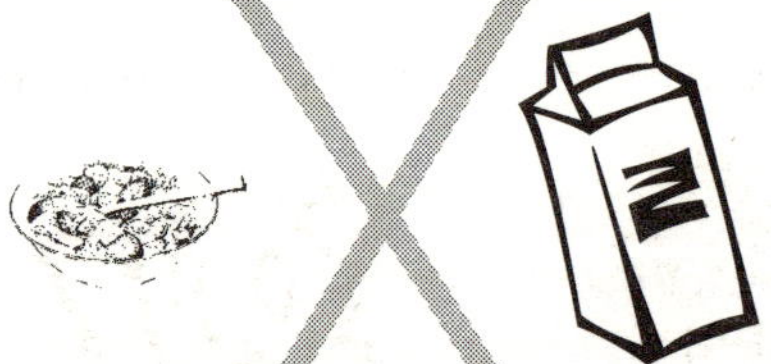

Brioches, croissants, pain de mie

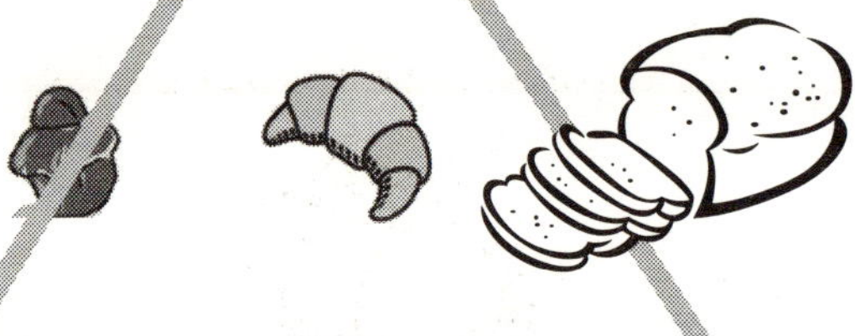

PETIT DÉJEUNER

Les bons choix ☺

Thé vert (sans sucre ni faux sucre)

2 tranches de pain aux 6 céréales + beurre

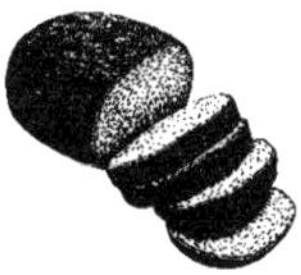

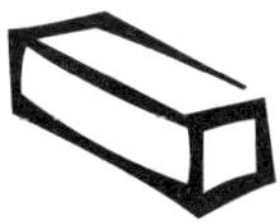

1 œuf ou une tranche de jambon ou un peu de fromage

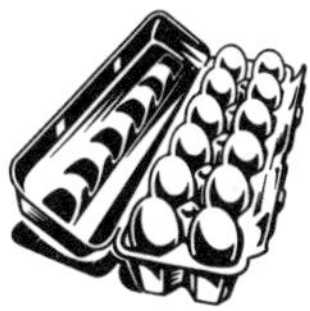

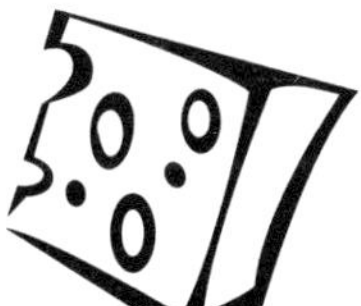

2 clémentines (ou 2 abricots selon la saison)

DÉJEUNER

Les mauvais choix

Salade de riz blanc au maïs

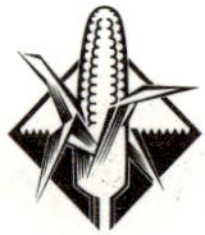

Pavé de saumon + purée

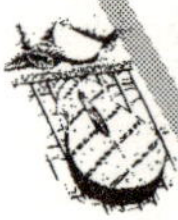

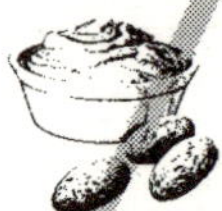

1 petit pain blanc

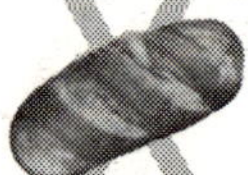

1 gaufre

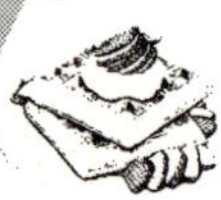

Soda, café

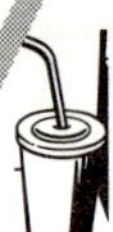

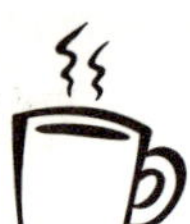

DÉJEUNER

Les bons choix ☺

Salade de haricots rouges/poivrons

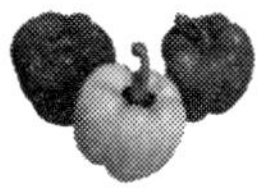

Pavé de saumon + haricots verts

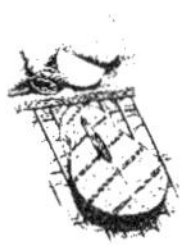
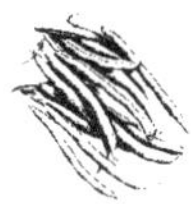

1 tranche pain aux céréales

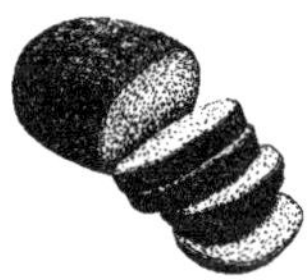

2 kiwis

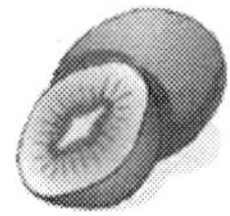

1 verre de vin rouge (facultatif !), eau, thé

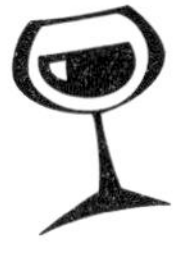

DÎNER

Les mauvais choix ☹

Soupe lyophilisée en sachet

Nuggets de poulet + pomme de terre au four

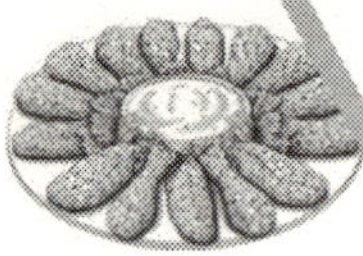

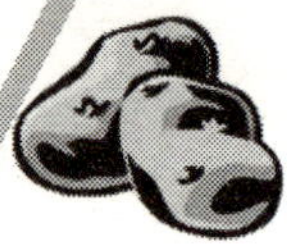

Glace vanille/noix de pécan

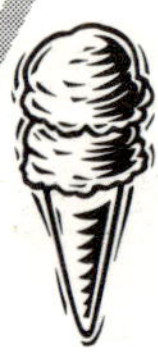

Soda

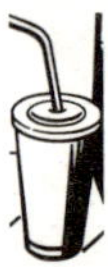

DÎNER

Les bons choix ☺

Soupe minestrone

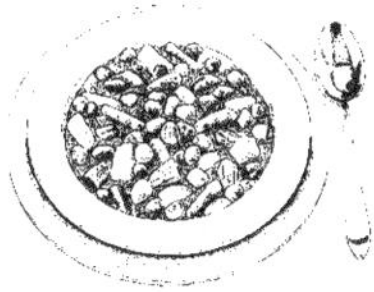

Poulet au riz basmati

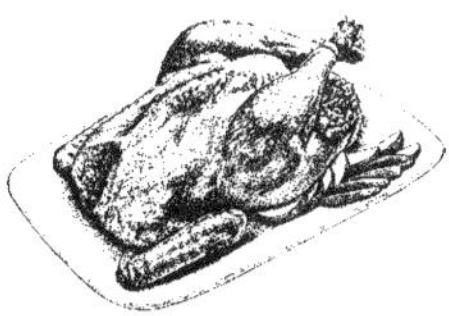

Fromage blanc maigre au cacao et cannelle

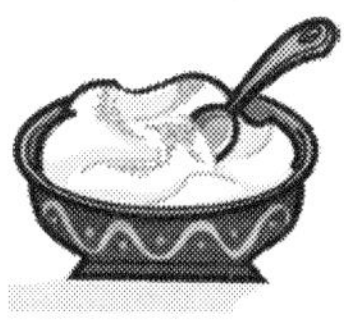

Eau

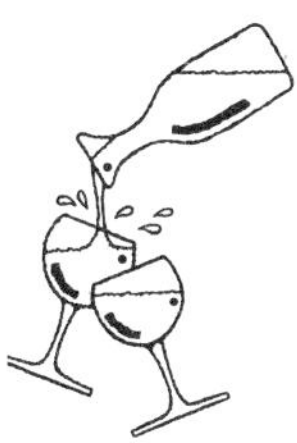

CHAPITRE 2

100 RECETTES IG BRÛLE-GRAISSES EN 15 MINUTES

À propos de nos recettes…

Petit abécédaire pour mieux se comprendre…

Boîtes. Vous le constaterez, pour nos recettes (notamment de légumes secs), nous utilisons des boîtes. Ou des bocaux, bien sûr. C'est que les légumes secs « maison » ont besoin de temps pour cuire, et il était impossible de tenir notre promesse de « 15 minutes chrono » sans la complicité des conserves. Il est bien évident que si vous disposez d'un peu de temps, réaliser nos recettes avec des légumes secs à cuire soi-même serait idéal.

Cuisson. Il vous faut impérativement un cuit-vapeur et une poêle. C'est tout ! Mais c'est indispensable…

Fines herbes. Nombreuses sont nos recettes qui font appel aux herbes : persil, basilic, thym, menthe… En dehors du fait qu'elles sont délicieuses, les herbes permettent de relever la saveur d'un plat sans trop le saler, et apportent de précieux éléments « minceur ». Un geste loin d'être négligeable s'il est répété au quotidien. À moins de disposer d'un potager maison, un conseil : achetez toutes vos herbes d'un seul coup au rayon « surgelé ». C'est très bon, très sain, pratique, bon marché et vous les aurez sous la main.

Huiles. Vous avez besoin de 2 bouteilles : une d'olive, l'autre de colza. Une petite d'huile de noix à mettre au frigo si vous aimez. Nous n'utilisons aucune autre huile.

Moitiés. Vous rencontrerez souvent des recettes avec une « moitié » : une moitié de poivron, de pamplemousse, de mangue… Pour ne pas « perdre » l'autre moitié vous pouvez évidemment refaire la même recette le lendemain… mais aussi vous reporter à l'index p. 147 pour trouver d'autres idées faisant appel au même aliment. Par exemple, si vous préparez des haricots verts au poivron le lundi (voir p. 87), nous vous conseillons, pourquoi pas, une soupe extra-simple au poivron rouge le mardi (voir p. 61). Tout est conçu pour vous aider et vous accompagner en cuisine, en prenant en compte aussi bien les impératifs de temps que de plaisir, de minceur que… d'économies !

Pour 1. Toutes nos recettes sont conçues pour 1 personne. C'est-à-dire vous ! Il va sans dire que vous pouvez fort bien les proposer aux autres membres de votre foyer, car elles conviennent à tous, y compris aux enfants. Il suffit d'adapter les ingrédients et les quantités, tout simplement.

Les entrées

Aubergine en rang d'oignon

Préparation et cuisson : 15 min

1/2 aubergine
1/2 tomate
1 petit oignon doux
1 yaourt à 0 %
1 c. à c. d'huile d'olive
1 c. à c. de persil haché (frais ou surgelé)
1 c. à c. de menthe hachée (fraîche ou surgelée)
sel, poivre

Faites bouillir de l'eau dans le cuit-vapeur.

Pendant ce temps, épluchez l'aubergine et découpez-en une moitié en petits cubes.

Lorsque l'eau bout, jetez les cubes dans le panier du cuit-vapeur et laissez cuire environ 12 min. Sortez-les dès qu'ils sont prêts (la pointe d'un couteau s'enfonce facilement dans leur chair) et laissez-les refroidir dans une passoire.

Pendant que l'aubergine cuit, retirez les pépins de votre moitié de tomate et coupez sa chair en petits cubes.

Épluchez l'oignon et tranchez-le très finement, puis coupez-le en petits morceaux.

Dans un bol, mélangez l'huile, le yaourt, le persil, la menthe, un peu de sel et de poivre.

Réunissez tous les ingrédients dans un saladier et mélangez bien.

Remarque

Vous pouvez déguster cette entrée telle quelle, ou étalée sur des feuilles de salade croquantes (romaine, batavia), ou encore tartinée sur des tranches grillées de pain aux céréales.

BETTERAVE TOUTE SIMPLE EN MIEUX

Préparation : 4 min
Cuisson : sans

1 petite betterave
1 c. à s. de son d'avoine
1 c. à s. de ciboulette
1 c. à c. d'huile de colza
1 c. à c. de vinaigre de vin
sel, poivre

Coupez la betterave en petits dés dans une assiette creuse.

Ajoutez le son d'avoine, la ciboulette.

Dans un petit bol, versez l'huile, le vinaigre, ajoutez le sel et le poivre. Assaisonnez la salade de betterave avec.

Mélangez bien.

Remarque

Pourquoi en mieux ? Parce qu'avec du son d'avoine, c'est mieux que sans. Le son d'avoine possède des fibres qui captent les graisses pour les éliminer. Indiscutablement génial. Même plus besoin de brûler les graisses : elles n'ont pas le temps de s'installer !

Carotte et céleri râpés

Préparation : 7 min
Cuisson : sans

1 carotte
un petit morceau de céleri (rave), grosso modo de la même taille que la carotte
1 c. à s. de vinaigre de vin ou de jus de citron
1 c. à c. d'huile de colza
1 c. à c. de persil surgelé
sel, poivre

Épluchez la carotte, râpez-la.
Épluchez le morceau de céleri, râpez-le avec la même râpe (inutile de la rincer entre les deux).
Versez le vinaigre ou le citron ainsi que l'huile.
Salez (pas trop !), poivrez puis remuez bien.
Parsemez du persil surgelé. (Il va instantanément perdre son côté « glacé » grâce à l'assaisonnement).

Remarque

Rien n'empêche d'assaisonner avec du vinaigre + du citron. Vous cumulez alors les effets IG bas de ces deux aliments « coups de pouce ».

Carotte râpée au jus d'orange

Préparation : 5 min
Cuisson : sans

1 carotte
1 c. à s. d'huile de colza
1/2 orange
sel, poivre

Épluchez et râpez 1 carotte (si elle est bio, inutile de l'éplucher : un bon rinçage suffit).
Dans un petit bol, mélangez l'huile, le jus d'une moitié d'orange.
Salez et poivrez.

Ah bon ?

Les pesticides se concentrent généralement à la surface des légumes. Si ces derniers ne sont pas bio, mieux vaut les éplucher, quitte à perdre quelques vitamines dans la bataille…

L'idée en plus

Pourquoi ne profiteriez-vous pas de l'autre moitié d'orange pour préparer le carpaccio d'ananas (p. 125) ?

Carottes râpées aux noix

Préparation : 7 min
Cuisson : sans

2 petites carottes
1 citron
1 c. à c. de vinaigre de vin
1 c. à c. d'huile de noix
4 cerneaux de noix
sel, poivre

Épluchez et râpez les carottes.

Coupez le citron en deux et pressez chaque moitié sur les carottes afin d'en extraire le jus. Si des petits morceaux de pulpe tombent dedans, ce n'est pas grave, au contraire !

Dans un bol, mélangez l'huile, le vinaigre, le sel et le poivre. Versez cet assaisonnement sur les carottes citronnées.

Parsemez de cerneaux de noix grossièrement coupés.

Remarque

Si vos carottes sont bio, vous pouvez vous passer de la phase « épluchage » : rincez-les simplement sous l'eau du robinet.

Ah bon ?

Les noix renferment des bons gras, propices à la santé et… à la perte de poids. Mieux vaut en consommer un petit peu (pas trop !) que pas du tout.

Carpaccio de cèpes à l'italienne

Préparation : 10 min
Cuisson : sans

1/2 bulbe de fenouil
1 cèpe
1 c. à c. d'huile d'olive
le jus d'1/2 citron
quelques copeaux de parmesan
sel, poivre

Rincez le fenouil, essuyez-le puis retirez ses branches et coupez-le en tranches les plus fines possibles.

Rincez le champignon, essuyez-le doucement et coupez-le de même.

Présentez les tranches de l'un et de l'autre comme bon vous semble (soit les champignons d'un côté de l'assiette et le fenouil de l'autre, soit une tranche de fenouil en alternance avec une tranche de champignon jusqu'à épuisement des ingrédients !

Assaisonnez sans tarder avec le jus du citron, ajoutez enfin l'huile, le sel et le poivre. Mettez au frais pour quelques minutes.

Juste avant de servir, répartissez les copeaux de fromage.

Remarque

Les champignons sont des êtres tout à fait à part, à mi-chemin entre l'animal et le végétal. Ils cumulent les avantages minceur des uns (protéines) et des autres (peu caloriques). Sans les inconvénients !

Carpaccio de melon au jambon cru

Préparation : 6 min
Cuisson : sans

1/2 melon
2 tranches de jambon cru
1 c. à c. de basilic haché, surgelé

Coupez votre demi-melon au milieu, puis encore au milieu. Retirez la peau.

Tranchez la chair le plus finement possible.

Présentez sur une assiette en étalant les tranches de melon comme une rosace. Parsemez de basilic puis posez dessus le jambon, éventuellement découpé en lanières.

Remarque

À votre place, on mangerait un melon entier + 4 tranches de jambon. Résultat : au lieu de se contenter de cette délicieuse entrée, on la transformerait en plat principal. Carrément. Avec 2 tranches de pain aux céréales et peut-être un Carré frais à 0 % étalé dessus, ce sera parfait, merci !

Classique tomate-mozza

Préparation : 5 min
Cuisson : sans

2 tomates
1/2 boule de mozzarella
1 c. à c. d'huile d'olive
1/2 c. à s. de vinaigre balsamique
1 c. à c. de thym
poivre

Rincez les tomates, essuyez-les et coupez-les en tranches.
Tranchez aussi la mozzarella.
Sur une assiette plate, alternez les tranches de tomates et de mozzarella, puis parsemez de thym et poivrez.
Dans un petit bol, mélangez l'huile et le vinaigre.
Arrosez la salade de cet assaisonnement.

Remarque

Le vinaigre balsamique est si parfumé que quelques gouttes d'assaisonnement suffisent. Mais pour vous régaler, la qualité des tomates est primordiale, le moelleux de la mozza aussi !

Concombre au saumon

Préparation : 3 min
Cuisson : sans

1/4 de concombre
50 g de chutes de saumon fumé
1 c. à c. de ciboulette surgelée
1 c. à s. de son d'avoine
1 c. à c. d'huile d'olive
1 c. à c. de vinaigre de vin

Rincez le concombre, coupez-le en rondelles. Disposez-les dans une assiette.

Ajoutez le saumon en le répartissant bien.

Assaisonnez avec la ciboulette, le son d'avoine et versez successivement l'huile puis le vinaigre.

Remarque

Si vous ne trouvez pas de chutes de saumon, achetez-le en tranches. Tout simplement !

CONCOMBRE FARCI AU CRABE

Préparation : 8 min
Cuisson : sans

1/4 de concombre
1 petite boîte de miettes de crabe
2 c. à s. de fromage blanc à 0 %
1 c. à c. de câpres
1/2 citron
1 c. à s. d'aneth surgelé
1 c. à s. de son d'avoine
sel, poivre

Coupez le concombre en deux dans le sens de la longueur et retirez les pépins.

Égouttez le crabe en renversant la boîte légèrement entrouverte au-dessus de l'évier.

Dans un bol, mélangez le crabe avec le fromage blanc, les câpres, le jus du 1/2 citron, le son d'avoine et l'aneth. Salez (pas trop !) et poivrez.

Remplissez les deux moitiés de concombre avec la préparation.

Remarque

Les câpres sont facultatives mais elles relèvent la farce. Comme elles sont assez salées, ayez vraiment la main légère sur la salière !

L'idée en plus

Il paraît qu'on peut remplacer le crabe par des miettes de surimi… À vous de décider : le crabe est incomparablement meilleur et plus « IG brûle-graisses », le surimi moins cher mais moins « noble ».

Crudités presque maison

Préparation : 5 min
Cuisson : sans

1 petit sachet de crudités (nature, non assaisonnées ! Au rayon frais).
1 champignon de Paris
1 c. à c. de ciboulette
1 c. à c. d'huile d'olive
1 c. à c. de jus de citron
1 c. à s. de son d'avoine
sel, poivre

Versez le sachet de crudités dans une assiette. Si certains légumes vous paraissent trop gros pour faire une bouchée, coupez-les en deux.

Rincez et séchez le champignon, éliminez son pied et gardez seulement le chapeau, que vous couperez en tranches.

Dans un bol, mélangez l'huile d'olive et le jus de citron. Fouettez bien à la fourchette. Ajoutez le sel et le poivre et mélangez à nouveau. Assaisonnez-en les crudités.

Terminez en parsemant de ciboulette et de son d'avoine.

Remarque

L'IG des aliments crus est toujours plus bas que leur équivalent cuit. Vous ne vous tromperez jamais en attaquant votre repas par des crudités. À condition qu'elles ne soient pas « préparées » par les bons soins des industriels (barquettes de crudités baignant dans le gras, proposées au rayon frais des supermarchés)…

Dip trio de crudités au fromage blanc

Préparation : 8 min
Cuisson : sans

1 carotte
1 gros champignon de Paris
1 mini-concombre
4 c. à s. de fromage blanc à 0 %
ciboulette surgelée
sel, poivre

Mélangez le fromage blanc avec la ciboulette, le sel et le poivre.

Épluchez la carotte et coupez-la en bâtonnets.

Rincez le champignon, coupez l'extrémité de son pied et taillez-le en tranches fines.

Rincez le concombre et découpez-le dans le sens de la longueur puis en plusieurs morceaux pour obtenir des bâtonnets.

Présentez les crudités dans un bol, le fromage blanc dans un autre.

Trempez les légumes dans le fromage blanc et croquez.

Remarque

Le champignon est l'aliment possédant l'IG le plus bas + un taux de graisse inexistant + une teneur en protéines record pour un végétal. Le parfait allié minceur !

Endive aux noix anticapitons

Préparation : 4 min
Cuisson : sans

1 endive
1 noix
1 c. à c. d'huile de noix
1 c. à c. de vinaigre
1 c. à s. de son d'avoine
sel, poivre

Lavez l'endive et coupez-la en tranches très fines.

Dans un petit bol, mélangez l'huile, le vinaigre, un peu de sel (pas trop !) et de poivre.

Versez cet assaisonnement sur la salade d'endives. Parsemez du son d'avoine.

Décortiquez la noix, coupez le fruit entre vos doigts afin d'obtenir de petits morceaux. Ajoutez-les à la salade.

Remarque

Si vous remplacez l'endive par de la mâche, vous obtiendrez une salade un peu moins croquante mais plus riche en oméga 3. On ne peut pas tout avoir…

Mesclun de la mer aux clémentines

Préparation : 5 min
Cuisson : sans

2 belles poignets de mesclun (en sachet)
1 petite barquette de crevettes roses décortiquées
1 clémentine
1 c. à c. d'huile d'olive
1/2 citron
1 c. à s. de son d'avoine
sel, poivre

Rincez rapidement 2 belles poignées de mesclun, séchez-les et disposez-les sur une assiette. Répartissez les crevettes par-dessus.

Épluchez la clémentine et ajoutez les quartiers dans la salade.

Dans un bol, mélangez l'huile avec le jus du 1/2 citron, le sel et le poivre. Parsemez de son d'avoine.

Remarque

Le mesclun, c'est un peu la Rolls de la salade. Certes vous pouvez le remplacer par quelque chose de plus basique, mais le résultat ne sera pas aussi raffiné. On vous accorde juste la mâche, mais pas la laitue par exemple !

Poivron vert, blanc, rouge

À préparer la veille (24 h d'attente)
Préparation : 5 min
Cuisson : 10 min

1 poivron rouge
2 c. à s. de fromage blanc à 0 %
1 gousse d'ail
1 c. à s. de son d'avoine
1 c. à s. de ciboulette
sel, poivre

24 h avant :

Rincez le poivron rouge et faites-le cuire tel quel pendant 10 min dans le cuit-vapeur. En fin de cuisson, laissez-le refroidir sur une assiette.

Pelez-le, ôtez les pépins et la partie centrale, coupez-le en lanières et mélangez-les avec le fromage blanc.

Salez, poivrez, ajoutez la gousse d'ail pressée, le son d'avoine et la ciboulette.

Servez ou enveloppez le tout dans du film étirable et rangez au réfrigérateur.

Remarque

Cette préparation s'appelle le ktipiti, c'est une salade grecque. Pourquoi ne pas profiter d'une autre préparation vapeur, par exemple avec du poivron – comme les haricots verts au poivron rouge p. 87) – pour faire cuire celui-ci : il sera ainsi tout prêt pour être transformé en salade.

Au fait

Plus ça marine, meilleur c'est. Si vous laissez le ktipiti au réfrigérateur 24 h de plus, c'est parfait.

Pomme au chèvre chaud

Préparation : 5 min
Cuisson : 10 min

1 pomme (Golden)
4 fines tranches de fromage de chèvre en bûche
1 c. à c. de thym séché

Préchauffez votre four th 6-7 (180-210°C).

Pendant ce temps, rincez la pomme. Essuyez-la et coupez-la en 4 rondelles dans le sens horizontal. Retirez la partie centrale et les pépins.

Posez vos rondelles de pomme sur un plat allant au four. Disposez 1 tranche de chèvre sur chacune et parsemez de thym.

Enfournez 10 min en plaçant sous le gril. Le but est de faire fondre un peu le chèvre et d'attendrir un peu le fruit, pas d'obtenir des pommes cuites ! Vérifiez régulièrement : le fromage doit fondre sans « brûler ».

Remarque

Flanquée d'une grosse salade verte et 2 tranches de pain aux céréales, cette pomme au chèvre remplira à merveille son rôle de plat léger.

Pomme verte en salade

Préparation : 5 min
Cuisson : sans

1/2 pomme verte
5 ou 6 feuilles de salade verte (romaine ou laitue)
30 g d'emmental allégé
1 noix
1 c. à c. d'huile de noix
1 c. à c. de vinaigre balsamique
1 c. à s. de son d'avoine
sel, poivre

Rincez soigneusement les feuilles de salade, séchez-les rapidement dans un torchon (ou essorez-les) et déchirez-les à la main en petites lanières.

Cassez la noix, brisez-la en petits éclats entre vos doigts. Détaillez la 1/2 pomme en dés. Ajoutez-les à la salade verte ainsi que l'emmental coupé en cubes, les éclats de noix et l'assaisonnement (huile, vinaigre, son d'avoine, sel, poivre). Mélangez bien.

Remarque

Il n'y a rien à faire, la pomme reste le symbole de l'aliment minceur. Il faut dire que sa pectine (fibres) sert de modèle aux meilleurs compléments alimentaires « coupe-faim » du marché. Il y a de quoi être fière…

Radis noir à tremper

Préparation : 3 min
Cuisson : sans

1/4 de radis noir
2 c. à s. de fromage blanc à 0 %
1 c. à c. de ciboulette
1 c. à c. de persil
1 c. à c. d'aneth
sel, poivre

Pelez le radis noir, coupez-le en fins bâtonnets.
Mélangez le fromage blanc à 0 % avec un peu de sel, du poivre, la ciboulette, le persil et l'aneth.
Servez les bâtonnets de radis noir à tremper dans la sauce au fromage blanc.

Remarque

Le radis noir est un dépuratif de premier ordre, idéal si vous souhaitez faire plaisir à votre foie. Organe qui, rappelons-le, participe grandement à la détox de l'organisme, donc à la perte de poids.

Romaine aux cœurs de palmier

Préparation : 5 min
Cuisson : sans

1 petite boîte de cœurs de palmier (220 g)
2 ou 3 feuilles de salade romaine
1 c. à s. de jus de citron
1 c. à c. d'huile d'olive
1 c. à s. de persil haché
1 c. à s. de son d'avoine
poivre

Rincez soigneusement les feuilles de salade. Posez-les essorées sur une grande assiette.

Égouttez les cœurs de palmier, taillez-les en tronçons. Répartissez-les sur les feuilles de romaine.

Dans un bol, mélangez le jus de citron, l'huile et le persil. Inutile de saler car les cœurs de palmier le sont généralement suffisamment, mais poivrez généreusement. Versez sur la préparation. Parsemez du son d'avoine.

Remarque

Le contraste entre les feuilles croquantes et les cœurs de palmier un peu tendres surprend… et ravit nos papilles tout comme nos cellules puisque ces deux aliments figurent parmi les modèles absolus en matière d'IG bas (le score est de 20 chacun) et de brûle-graisses (pas de gras mais des fibres rassasiantes).

Salade de haricots tièdes aux herbes

Préparation : 2 min
Cuisson : 2 min

60 g de haricots blancs égouttés (en boîte)
1 échalote
1 c. à c. de persil haché (frais ou surgelé)
1 c. à c. de coriandre hachée
1 c. à c. de ciboulette hachée
1 c. à s. d'huile d'olive
1 c. à s. de vinaigre de vin rouge
sel, poivre

Égouttez les haricots, versez-les dans une casserole, recouvrez d'un couvercle et faites réchauffer à feu moyen pendant 2 min. Ils doivent juste être chauds, pas brûlants.

Pendant ce temps, épluchez et hachez l'échalote.

Dans un bol, mélangez l'huile, le vinaigre, toutes les herbes, le sel, le poivre et l'échalote.

Versez cette sauce sur les haricots, mélangez rapidement et servez.

Remarque

C'est délicieux tiède, tel quel. Mais c'est aussi délicieux froid, après un passage d'au moins 2 heures au réfrigérateur. Dans ce cas, servez avec 1 blanc de poulet, du thon ou du poisson blanc froid (par exemple, 1 pavé de cabillaud cuit la veille). Rajoutez 1 ou 2 tomates en dés, et hop, voilà une salade complète !

Salade de mâche tout noix

Préparation : 5 min
Cuisson : sans

2 belles poignées de mâche (en barquette)
2 noix
2 c. à c. de vinaigre balsamique
2 c. à c. d'huile de noix
sel, poivre

Rincez les feuilles de salade. Préférez la salade en barquette car en vrac, elle contient toujours plus de sable difficile à éliminer. Essuyez-les dans un torchon et mettez-les dans un saladier.

Dans un petit bol, mélangez vivement l'huile, le vinaigre, le sel et le poivre. Versez sur la salade.

Ouvrez les noix et ajoutez les cerneaux cassés en deux (à la main) dans le saladier.

Remarque

Noix et huile de noix sont les reines des bonnes graisses, les oméga 3, indispensables pour mincir, même dans une recette « brûle-graisses » !

Salade de pâtes chaudes aux tomates crues

Préparation : 8 min
Cuisson : 6 min environ

60 g de pâtes (papillons par exemple)
1 grosse tomate (variété croquante)
1/2 crottin de chèvre
1 c. à c. d'huile d'olive
1 c. à s. de vinaigre
1 pincée d'origan
sel, poivre

Faites bouillir de l'eau dans deux casseroles différentes.
Casserole 1 :
Incisez la peau de la tomate et plongez-la pendant quelques minutes dans l'eau bouillante, puis sortez-la et pelez-la.
Coupez-la en deux, retirez les pépins et découpez la chair en petits cubes. Égouttez dans une passoire.
Casserole 2 :
Faites cuire les pâtes *al dente*.

Dans un bol, mélangez l'huile, le vinaigre, le sel (un peu !), le poivre et l'origan.
Dans un saladier, mélangez les pâtes égouttées avec les dés de tomates et assaisonnez.
Ajoutez le fromage tranché en fines lamelles et servez.

L'astuce du chef
Il existe des couteaux spéciaux pour éplucher les tomates. Si vous avez la chance d'en posséder un, l'opération « casserole 1 » ne vous concerne évidemment pas !

Salade de pâtes froides au basilic

À préparer la veille
Préparation : 2 min
Cuisson : 6 min environ

60 g de pâtes (coquillettes par exemple)
1 c. à s. d'huile d'olive
muscade
1 c. à s. de basilic surgelé
sel

Mettez une importante quantité d'eau salée à bouillir dans une grande casserole.

Une fois que l'eau bout, plongez-y les pâtes et laissez cuire pendant le temps indiqué sur le paquet pour les conserver *al dente*.

Égouttez-les. Ajoutez le basilic, un peu de sel et de muscade. Arrosez avec l'huile.

Laissez refroidir puis placez dans un saladier. Couvrez d'un film étirable et réservez au réfrigérateur jusqu'au lendemain.

Remarque

Les pâtes froides ont un IG plus bas que celles qui sortent toutes chaudes de la casserole. En refroidissant, elles se « resolidifient » et se révèlent plus difficiles à attaquer par nos enzymes digestives. De l'art de faire du réfrigérateur un allié minceur !

Salade petits cœurs (d'artichaut)

Préparation : 3 min
Cuisson : sans

1 endive
1 petite boîte de cœurs d'artichaut (220 g)
1/2 citron
1 c. à c. de vinaigre balsamique
sel, poivre

Rincez l'endive, essuyez-la et coupez-la en tronçons.
Arrosez aussitôt avec le jus du 1/2 citron.
Ajoutez les cœurs d'artichaut égouttés et coupés en deux.
Assaisonnez de vinaigre, de sel (pas trop !) et de poivre. Mélangez bien.

Astuce

Si vous disposez d'un peu plus de temps, vous pouvez réaliser cette recette avec des cœurs d'artichaut surgelés. Dans ce cas, faites-les cuire selon les instructions de l'emballage et dégustez-les tièdes sur l'endive bien fraîche. Le contraste est surprenant et très agréable.

Salade pomme-betterave

Préparation : 5 min
Cuisson : sans

1 petite betterave
1/2 pomme verte
1 c. à c. d'huile de colza
1 c. à c. de vinaigre de vin
1 c. à s. de son d'avoine
1 c. à c. de graines de sésame
1 c. à c. de ciboulette
sel, poivre

Coupez la betterave en petits dés et présentez-les dans une assiette creuse. Attention, effectuez cette opération sur l'évier : le jus rose tache !
Tranchez la 1/2 pomme en fines lamelles et disposez-les sur la betterave.
Dans un petit bol, mélangez l'huile, le vinaigre, le sel et le poivre. Versez sur la salade. Puis parsemez de ciboulette, du son d'avoine et des graines de sésame.

Remarque

Les graines de sésame ne plaisent pas à tout le monde, ne serait-ce que parce qu'elles prennent parfois un malin plaisir à se loger entre les dents. Elles sont bien sûr facultatives mais il serait dommage de se priver de leur profil nutritionnel modèle : ce sont des (petites) mines de calcium et de bons acides gras essentiels, deux éléments minceur essentiels !

Salade tomatœuf

Préparation : 5 min
Cuisson : 10 min (mais l'œuf dur peut cuire la veille)

2 tomates
1 œuf dur
1/2 citron
1 c. à c. de ciboulette surgelée
sel, poivre

Coupez les tomates en quartiers, arrosez-les avec le jus du 1/2 citron. Parsemez d'un peu de ciboulette surgelée – elle décongèle dès qu'elle est au contact du citron.
Écalez l'œuf dur (cuit la veille si vous le préférez froid, mais tiède ou chaud c'est aussi très bon), coupez-le en quartiers ou en tranches si vous avez un couteau bien effilé, ou encore râpez-le avec une râpe à gros trous.
Répartissez le tout sur le lit de tomates, salez, poivrez.

Remarque
L'œuf dur , excellent « coupe-faim » , apporte des protéines brûle-graisses. Avouez qu'il est ici mieux fréquenté qu'en compagnie de la traditionnelle mayonnaise !

Salade toute verte sucrée-salée

Préparation : 6 min
Cuisson : sans

1/2 pomme (Granny Smith)
1 petite poignée de pousses d'épinards crus
25 g de fromage de chèvre bien sec
1 c. à c. d'huile d'olive
1 c. à c. de vinaigre balsamique
2 c. à s. de citron
poivre

Lavez et essorez les épinards. Laissez égoutter sur un torchon.

Coupez la moitié de pomme en 2 quartiers, ôtez queue et pépins, puis taillez-les en fines lamelles. Arrosez-les du jus du citron.

À l'aide d'un couteau économe, taillez le fromage en copeaux.

Dans un bol, mélangez l'huile, le vinaigre et le poivre.

Disposez les épinards, le chèvre et la pomme dans une jolie coupe transparente et assaisonnez au dernier moment.

Remarque

Pour le fromage, un crottin bien sec peut convenir, mais l'idéal est de trancher une tomme de chèvre.

Soupe tomatée aux haricots

Préparation et cuisson : 12 min

60 g de haricots blancs égouttés (en boîte)
4 c. à s. de sauce tomate
1 échalote
1 gousse d'ail
1 c. à c. de cerfeuil surgelé
1 c. à c. d'huile d'olive
poivre

Mettez les haricots dans une casserole. Versez un verre d'eau.

Ajoutez la sauce tomate, l'échalote et l'ail hachés, le cerfeuil et le poivre.

Laissez mijoter tranquillement pendant 10 min en remuant de temps en temps.

Mixez en rajoutant de l'eau si nécessaire afin d'obtenir la consistance souhaitée.

Servez dans un bol et versez l'huile en filet. Dégustez aussitôt.

Remarque

Bien chaude en hiver, glacée en été, cette soupe « cale » bien en toutes saisons. Si vous l'accompagnez de 2 tranches de jambon et d'1 salade verte, vous obtenez un plat complet.

Soupe extra-simple au poivron rouge

Préparation et cuisson : 15 min

1 poivron rouge
1 cube de bouillon de légumes (bio)
25 cl d'eau

Rincez le poivron, coupez-le en deux, gardez-en la moitié et retirez ses pépins. Faites cuire le demi-poivron 13 à 15 minutes à la vapeur.

Pendant ce temps, chauffez l'eau et le cube de bouillon dans une casserole.

Lorsque le poivron est cuit, pelez-le (la peau vient toute seule) détaillez-le en lanières grossières et mettez-les dans le bol du mixeur. Ajoutez le bouillon et mixez plus ou moins longtemps selon vos goûts (si vous préférez quelques morceaux, ne mixez pas trop).

Remarque

Si votre mixeur, c'est un bras qui plonge dans la casserole, choisissez-en une suffisamment grande pour préparer votre bouillon : vous y ajouterez vos morceaux de poivron épluché et mixerez directement dans la casserole. Encore moins de vaisselle à faire !

Au fait

De grâce, achetez du bouillon « bio » ! Il s'utilise exactement de la même manière que celui des marques « non bio » et se présente en touts points de la même façon. Sauf qu'il ne regorge pas d'additifs. Comparez les deux étiquettes en supermarché, vous verrez, c'est édifiant.

Soupe « brûle-graisses » (La célèbre)

Aussi connue sous le nom de « soupe au chou »

Préparation et cuisson : 1 h 10 min

1,5 l d'eau
2 gousses d'ail
1 aubergine
1 branche de céleri
1 chou vert
2 feuilles de laurier
1 brin de persil
1 oignon
2 poireaux
1 poivron rouge
1 poivron vert
1 branche thym
2 tomates
sel, poivre

Rincez tous les légumes. Épluchez et retirez les pépins des poivrons. Épluchez l'ail et l'oignon. Découpez-le tout en petits cubes.

Pendant ce temps, faites cuire les tomates au cuit-vapeur pendant 2 min jusqu'à ce que leur peau éclate (cela permet de les peler facilement).

Dans une cocotte ou une grande casserole, mettez tous vos ingrédients coupés en petits morceaux. Ajoutez les herbes et aromates : laurier, thym… que vous aurez au préalable attachés ensemble ou enveloppés dans une gaze. Recouvrez d'eau, salez (un peu), poivrez (beaucoup). Et laissez cuire pendant 1 h.

Retirez les aromates avant de servir. Ne moulinez rien. Vous avez de la soupe pour au moins 4 entrées.

Remarque

Certes, grosse entorse aux « 15 minutes chrono » mais elle se prépare rapidement, c'est la cuisson qui est un peu longue : rien ne vous empêche de faire autre chose pendant qu'elle mijote.

S'il vous plaît...

Ne la considérez pas comme « soupe miracle » : pas question de vous en nourrir exclusivement pendant une semaine, comme le préconisent certains régimes farfelus. C'est une ENTRÉE !

Avec ses 100 % d'eau et de légumes, elle hydrate, draine, aide à éliminer et « cale » si elle est consommée en début de repas. Mais ce n'est pas un plat complet car elle ne renferme pas de protéines !

Velouté de courgettes doucement aillé

Préparation et cuisson : 15 min

2 courgettes
10 cl de lait écrémé
1 gousse d'ail
1 oignon
1 feuille de laurier
sel, poivre

Faites chauffer de l'eau dans le cuit-vapeur.

Pendant ce temps, rincez les courgettes, coupez leurs extrémités, puis détaillez-les en rondelles assez épaisses sans les éplucher.

Épluchez l'ail et l'oignon, et coupez chacun en deux.

Lorsque l'eau bout, déposez courgettes, ail, oignon et laurier dans le panier du cuit-vapeur. Laissez-les cuire 10 min.

Ôtez la feuille de laurier, mixez les courgettes avec le lait puis salez et poivrez.

Remarque

Cuits à la vapeur, comme à l'étouffée, l'ail et l'oignon passent « tout seuls » sans souci digestif ou d'haleine. Si vous voulez être absolument sûrs qu'ils seront cuits donc tendres à cœur, recoupez-les à nouveau en deux avant de les mettre dans le panier.

Tartare de concombre à l'estragon

Préparation : 5 min
Cuisson : sans

2 mini concombres ou 1/4 d'un gros
1/2 citron
1 c. à c. d'huile d'olive
1 c. à c. de vinaigre de vin
1 c. à c. d'estragon surgelé
sel, poivre

Rincez les (ou le) concombres et essuyez-les.
N'épluchez pas, taillez-les simplement en dés.
Arrosez de citron, d'huile et de vinaigre. Ajoutez le sel (pas trop !), le poivre et l'estragon.
Mélangez et laissez « mariner » quelques minutes.

Remarque

Moins vous ajoutez de sel dans les crudités, plus vous profitez de leurs propriétés « anti-rétention d'eau ».
Pas évident à mettre en application pour les « becs salés », mais avec de l'entraînement, on y arrive très bien !

Tartine de radis croquants au fromage frais

Préparation : 3 min
Cuisson : sans

1 grande tranche de pain aux céréales
1 dizaine de radis
1 Carré Frais à 0 %
1 c. à c. de ciboulette
poivre

Coupez et jetez les fanes et les radicelles des radis.

Rincez les radis un par un et essuyez-les avec du papier absorbant.

Coupez-les en deux dans le sens de la longueur.

Tartinez le pain de Carré Frais, parsemez de poivre et de ciboulette. Déposez les moitiés de radis sur ce moelleux petit matelas.

Remarque

La mie du pain doit impérativement être « bise » (marron beige), signe de l'utilisation d'une farine complète ou, en tout cas, peu raffinée. Et le pain doit tout aussi impérativement être fabriqué avec du levain naturel. Votre boulanger peut bien vous fournir ça, non ?

Au fait

Toasté, le pain présente un IG plus bas. C'est tout bénéfice !

Tomate et concombre en double tartare

Préparation : 5 min
Cuisson : sans

2 tomates
1/4 de concombre
1 c. à s. de son d'avoine
1 c. à c. d'huile d'olive
1 c. à c. de vinaigre balsamique
1 c. à c. de ciboulette (fraîche ou surgelée)
sel, poivre

Rincez les tomates puis coupez-les en quatre.

Rincez le quart de concombre, essuyez-le et coupez-le en tout petits dés. Déposez-les en dôme dans une assiette.

Rangez les quartiers de tomate autour du tartare de concombre.

Dans un petit bol, mélangez l'huile, le vinaigre, le sel et le poivre. Versez sur les légumes.

Ajoutez la ciboulette et le son d'avoine.

Remarque

Inutile d'éplucher le concombre. Outre ses qualités esthétiques, sa robe vert foncé renferme une enzyme qui facilite sa digestion.

Yaourt au concombre

Préparation : 5 min
Cuisson : sans

1/4 de concombre
1 yaourt à 0 %
1 c. à s. de son d'avoine
1 c. à c. de ciboulette
sel, poivre

Rincez le quart de concombre et râpez-le grossièrement (sans l'éplucher). Placez-le dans un grand chinois pour bien le faire égoutter.
Salez, poivrez, ajoutez le yaourt, le son d'avoine et la ciboulette. Mélangez bien.

Remarque

L'archétype de l'entrée « minceur ». Hypocalorique, diurétique, IG au plancher et super brûle-graisses… plus conçu pour vous, ça n'existe pas.
Encore meilleur ultrafrais !

Les plats

Aile de raie à la courgette et basilic

Préparation et cuisson : 12 min

1 aile de raie (fraîche ou surgelée)
1 courgette
1 c. à s. de basilic surgelé
1/2 citron
sel, poivre

Faites chauffer de l'eau dans le cuit-vapeur.

Pendant ce temps, rincez la courgette, coupez les extrémités, puis taillez-la en tranches assez épaisses, sans l'éplucher.

Lorsque l'eau bout, déposez le poisson dans le premier panier du cuit-vapeur et la courgette dans le second. Laissez cuire pendant 10 min.

Quand le poisson et les courgettes sont cuits, servez dans une assiette, salez (pas trop !), poivrez et ajoutez le basilic surgelé, qui va se réchauffer instantanément. Servez avec le citron.

Remarque

On peut imaginer cette recette avec d'autres poissons blancs, mais la chair particulièrement dense de la raie la rend précieuse lorsqu'on recherche une forte impression de satiété.

Aubergine au piment de Cayenne

Préparation et cuisson : 15 min

1 aubergine
1 oignon
1 gousse d'ail
1 c. à s. d'huile d'olive
1 pincée de piment de Cayenne
sel, poivre

Faites chauffer de l'eau dans le cuit-vapeur.

Pendant ce temps, rincez l'aubergine et coupez-la en petits cubes.

Lorsque l'eau bout, jetez les cubes d'aubergine dans le panier du cuit-vapeur et laissez cuire pendant 10 min.

En même temps, faites chauffer l'huile dans une poêle. Épluchez et hachez l'oignon et la gousse d'ail, faites-les revenir 2 min.

Ajoutez l'aubergine, du sel, du poivre et le piment de Cayenne. Laissez mijoter 5 min en mélangeant régulièrement.

Remarque

Cette garniture convient à merveille à la truite en papillote (p. 118) et en plus vous pouvez faire cuire l'aubergine et le poisson en même temps.

Ah bon ?

Plus les cubes sont petits, plus il cuiront vite.

Brochette de dinde aux 3 couleurs

Préparation et cuisson : 15 min

100 g d'escalope de dinde
3 pruneaux
1/2 oignon rouge
1/2 poivron vert
poivre

Coupez la viande en gros cubes.
Épépinez le demi-poivron et coupez-le en carrés.
Épluchez le demi-oignon et coupez-le en carrés de la même taille que ceux du poivron.
Sur un pic à brochette, enfilez tous les ingrédients en alternant : 1 viande, 1 pruneau, 1 oignon, 1 poivron, etc. Poivrez.
Faites cuire la brochette 15 min dans une poêle antiadhésive en la retournant toutes les minutes environ.

L'astuce en plus

Pas de couteau « spécial peau de tomate » ? Passez-les quelques minutes dans l'eau bouillante ou au cuit-vapeur : la peau se détachera ensuite toute seule.

Remarque

Rien ne vous empêche de réaliser ces brochettes avec du blanc de poulet. Et, si vous n'avez pas l'estomac fragile, de sauter la case « épluchage du poivron ».

Brocoli en purée au cumin

Préparation et cuisson : 15 min

1 tête de brocoli
1 c. à c. de cumin
1 c. à s. de crème à 8 %
1 c. à s. de son d'avoine
sel, poivre

Faites chauffer de l'eau dans le cuit-vapeur.
Pendant ce temps, rincez le brocoli et détachez-le en 5 ou 6 morceaux. Jetez le pied.
Lorsque l'eau bout, posez le brocoli dans le panier, parsemez de sel, de poivre et de cumin. Laissez cuire 10 min.
Égouttez le brocoli, passez-le au moulin à légumes ou au mixeur, ajoutez la crème et le son d'avoine.

Remarque

Vous pouvez remplacer la crème par de l'huile d'olive mais ayez la main légère : l'huile est très, très nettement plus calorique puisqu'elle renferme… 99 % de matières grasses contre 8 % seulement pour la crème !

Cabillaud sur lit d'épinards

Préparation et cuisson : 15 min

1 filet de cabillaud (frais ou surgelé)
8 palets d'épinards surgelés
1 c. à c. d'huile d'olive
1 c. à s. de persil surgelé
sel, poivre

Faites chauffer de l'eau dans le cuit-vapeur.

Lorsqu'elle bout, mettez les légumes et le poisson dans le panier et laissez cuire pendant 10 min. Étalez-les bien afin d'accélérer la cuisson.

Présentez le poisson sur le lit d'épinards, parsemez de persil et ajoutez un filet d'huile d'olive. Salez (pas trop !), poivrez.

Remarque

Pour un repas plus rassasiant, comptez seulement 4 palets d'épinards mais préparez en même temps un peu de riz complet ou de quinoa.

Purée express de carottes au cumin

Préparation et cuisson : 12 min

250 g de purée de carottes surgelée
1 c. à c. de cumin
1 c. à s. de crème à 8 %
2 c. à s. d'eau
sel, poivre

Faites décongeler la purée de carotte pendant 10 min dans une casserole avec 2 c. à s. d'eau.
Salez, poivrez.
Ajoutez le cumin et la crème.
Mélangez bien.

Remarque
Vous pouvez remplacer le cumin par du curry, le mariage est excellent aussi. Et si vous préférez sans épices, ne mettez rien !

Ah bon ?
On raconte que l'IG de la carotte cuite est très élevé, ce qui la rendrait incompatible avec notre objectif minceur. Si cette information était exacte, cette purée ne serait évidemment pas dans ce livre. Dégustez les yeux fermés.

Carotte et chou à la moutarde

Préparation et cuisson : 15 min

1 bonne poignée de rondelles de carottes surgelées
1 bonne poignée de chou-fleur surgelé
2 grosses c. à s. de crème à 8 %
1 c. à s. de moutarde en grains

Faites chauffer de l'eau dans le cuit-vapeur.

Lorsque l'eau bout, jetez les rondelles de carottes et les fleurettes de chou dans le panier. Laissez cuire pendant 8 min.

Pendant ce temps, chauffez doucement la crème et la moutarde dans une casserole assez grande. Mélangez régulièrement.

Lorsque les légumes sont cuits, égouttez-les puis mettez-les dans la casserole. Laissez mijoter 5 min.

Ah bon ?

Mieux vaut attendre que l'eau bouille avant de confier vos aliments au cuit-vapeur. Vous conserverez ainsi davantage de vitamines et de minéraux que si vous mettez le tout en route « à froid ».

Carpaccio en asperges crues

Préparation et repos : 15 min
Cuisson : sans

100 g de tranches de viande pour carpaccio
4 asperges vertes
1 c. à c. d'huile d'olive
1/2 citron
quelques gouttes de vinaigre balsamique
sel

Étalez les tranches de viande en carpaccio sur une grande assiette. Classique.

Tranchez très, très finement les asperges en toutes petites rondelles. Impossible sans un couteau très aiguisé.

Disposez le carpaccio d'asperges sur la viande.

Dans un bol, mélangez le jus de citron, l'huile, levinaigre et le sel. Versez cette marinade sur le carpaccio et mettez au frais pour 10 min (ou plus si vous préférez une viande plus « cuite »).

Remarques

Les asperges crues « passent » aussi très bien avec du carpaccio de poisson blanc. Mais évitez les saveurs trop fortes, comme celles du saumon, qui risquent d'écraser leur subtil arôme.

Avec ça, vous prendrez bien un petit peu de quinoa, cette géniale céréale des Andes ? On la trouve maintenant dans tous les supermarchés ou presque.

Cassoulet de la mer

Préparation et cuisson : 15 min

1 pavé de saumon ou de cabillaud
1 petite boîte de flageolets (220 g environ)
2 c. à s. de sauce tomate
1 échalote
1 c. à c. d'huile d'olive
1 c. à c. de thym
poivre

Épluchez et hachez l'échalote.
Égouttez les flageolets. Versez-les dans une casserole.
Ajoutez la sauce tomate, l'échalote hachée, posez le pavé de poisson. Poivrez, puis couvrez.
Laissez cuire à feu doux pendant 10 min, en mélangeant de temps en temps.
Quelques minutes avant la fin du temps de cuisson, ajoutez le thym et l'huile. Mélangez à nouveau.

Ah bon ?
Normalement, vous n'avez pas besoin de rajouter de sel, il y en a déjà suffisamment dans la boîte !

Remarque
Certes, ce n'est pas un cassoulet typique du Sud-Ouest. Mais l'addition calorique et la facilité de digestion n'ont rien à voir non plus. Si vous êtes à l'ultra-régime, choisissez l'option « cabillaud » pour son tout petit 0,3 g de matières grasses/100 g.

Champignons farcis à la mozzarella

Préparation et cuisson : 15 min

2 gros champignons de Paris
1 petite tranche de jambon dégraissé
1/2 boule de mozzarella (60 g)
1 gousse d'ail
1 c. à s. de basilic surgelé
1 échalote
sel, poivre

Préchauffez le four th. 8 (240 C°).

Arrachez les pieds des champignons.

Mixez les pieds avec l'ail et l'échalote (épluchés), le basilic, la tranche de jambon, la mozzarella (coupée en morceaux), un peu de sel et du poivre.

Remplissez les têtes de champignons de ce mélange, déposez dans un plat allant au four. Versez 1/2 verre d'eau au fond du plat et enfournez pour 10 min. Les champignons doivent rester fermes et la mozzarella doit avoir fondu.

Remarque

La mozzarella est riche en calcium et en protéines. C'est bien ! Dilemme : la mozzarella light, qui apporte autant de protéines mais deux fois moins de graisses, c'est oui ou non ? Pour nous, c'est non : sa texture spongieuse et son tiers en moins de calcium la rendent peu attrayante. D'autant que dans le fond, la « vraie » ne va pas chercher bien loin quand même. Mais fondue, comme dans cette recette, le résultat est correct... À vous de voir.

Choucroute de la mer

Préparation et cuisson : 15 min

1 pavé de saumon
200 g de choucroute cuite nature
1 c. à c. de baies roses
1/2 citron

Faites chauffer de l'eau dans le cuit-vapeur.

Lorsque l'eau bout, répartissez la choucroute dans le panier, posez le saumon dessus et ajoutez les baies roses écrasées (vous pouvez les concasser facilement en les écrasant sous un verre).

Laissez cuire le tout 12 min.

Servez la choucroute accompagnée du citron.

Remarque

Il n'y a pas plus « light » ni plus digeste que la choucroute. À condition qu'elle soit nature (c'est-à-dire qu'elle ne baigne pas dans la graisse) et pas enfouie sous un container de charcuterie…

Chou-fleur en vapeur de persil

Préparation et cuisson : 15 min

3 poignées de fleurettes de chou-fleur surgelées
1 c. à s. de crème à 8 %
1 c. à s. de persil surgelé
sel, poivre

Faites chauffer de l'eau dans le cuit-vapeur.

Quand l'eau bout, placez les fleurettes de chou-fleur dans le panier. Laissez cuire 12 à 15 min, selon que vous les préférez encore croquantes ou fondantes.

Quand elles sont cuites, sortez-les du cuit-vapeur, versez dessus la crème légère et parsemez du persil, qui dégèlera instantanément grâce à la chaleur.

Salez (pas trop !), poivrez.

Remarque

Déjà que les herbes sont peu caloriques, mais alors la vapeur d'herbes… ! C'est tout l'intérêt de ces précieux auxiliaires culinaires, qui enchantent les plats sans apporter l'ombre d'une calorie.

Quant à la crème, elle apporte ici à peine 40 calories... alors que la même quantité de crème entière aurait plombé la note de 150 calories ! « No comment »...

Courgettes farcies aux girolles

Préparation et cuisson : 15 min

1 courgette
100 g de girolles
1 c. à c. de crème à 8 %
1 c. à c. d'huile d'olive
1 c. à s. de ciboulette surgelée
sel, poivre

Faites chauffer de l'eau dans le cuit-vapeur.

Pendant ce temps, rincez la courgette, ôtez les extrémités et épluchez-en une bande sur deux (vous obtenez un corps strié de vert clair et de vert foncé). Coupez la courgette en 3 tronçons, évidez-les et conservez la chair.

Disposez chaque tronçon sur une feuille de papier sulfurisé (ou aluminium), salez, poivrez, fermez la papillote et mettez à cuire dans le panier du cuit-vapeur pendant 10 min.

Pendant ce temps, chauffez l'huile dans une poêle. Faites-y revenir les girolles et la chair des courgettes coupée en petits dés, pendant 5 min. Ajoutez la crème et la ciboulette. Salez (pas trop !), poivrez.

Sortez les papillotes du cuit-vapeur, ouvrez-les et farcissez les courgettes évidées avec la poêlée. Servez aussitôt.

Remarque

Ce plat n'attend pas : servez immédiatement après la fin de la cuisson !

Duo de la mer au four

Préparation et cuisson : 15 min

1 filet de cabillaud
2 tomates séchées
1 c. à c. de pâte de citron confit
1 toute petite boîte de thon à l'huile d'olive
poivre

Coupez les tomates séchées en dés.
Égouttez le thon puis écrasez-le en miettes.
Enfermez le cabillaud dans une feuille de papier sulfurisé (ou aluminium) avec les dés de tomate, le citron confit, le thon + 1 c. à c. d'huile d'olive de la boîte (jetez le reste).
Poivrez et enfournez 15 min th. 7 (210 °C).

Remarque

Une recette forte en goûts et en protéines. À votre place, on la compléterait d'un bon riz à IG bas. Qui a dit que pour perdre du poids il fallait manger fade et peu ?

Au fait

Vous trouverez les tomates séchées et la pâte de citron confit au rayon « épicerie ». Si d'aventure votre supermarché n'en propose pas, rabattez-vous sur 3 c. à s. de concentré de tomate et 2 morceaux de zeste de citron prélevés sur un citron bien nettoyé et soigneusement lavé (eau très chaude + savon), rincé puis séché.

PAPILLOTE DE DINDE À LA MUSCADE

Préparation et cuisson : 15 min

1 escalope de dinde
1 feuille de laurier
1 échalote
1 pincée de muscade
sel, poivre

Faites chauffer de l'eau dans le cuit-vapeur.
Épluchez et hachez l'échalote.
Enfermez l'escalope dans une feuille de papier sulfurisé avec le laurier, l'échalote et la muscade. Salez (pas trop !), poivrez.
Posez votre papillote dans le panier du cuit-vapeur et faites cuire 12 min.

Remarque

La dinde, comme ça, ça ne fait pas rêver. Mais c'est une vraie référence parmi les aliments minceur car elle est ultramaigre et possède un fort coefficient de rassasiement. Et avec la muscade, ça change vraiment. Voilà qui la rend plus attrayante !

Flan de thon

Préparation et cuisson : 15 min

1 œuf
1 boîte d'asperges (250 g)
1 petite boîte de thon au naturel (120 g)
10 cl de lait écrémé
1 dose de safran
1 c. à c. de ciboulette congelée
sel, poivre

Préchauffez le four, thermostat 8 (240 °C).
Dans un saladier, fouettez l'œuf avec le lait, le safran, un peu de sel et de poivre.
Ajoutez les asperges égouttées et coupées en tronçons puis le thon égoutté et émietté.
Enfournez pour 10 min.
Parsemez de ciboulette à la sortie du four.

Remarque

Vous pouvez remplacer le lait par du lait de soja. En revanche, choisissez bien du thon au naturel et pas du thon à l'huile.

Haricots verts au poivron rouge

Préparation et cuisson : 15 min

2 poignées de haricots verts surgelés (ou frais déjà effilés)
1/2 poivron rouge
1 c. à s. de persil surgelé
sel, poivre

Faites chauffer de l'eau dans le cuit-vapeur.

Si vous utilisez des haricots frais, rincez-les bien et éliminez ceux qui vous paraissent un peu flétris.

Rincez le demi-poivron, essuyez-le et épépinez-le. Coupez-le en deux, épépinez-le. Mettez une moitié au réfrigérateur et coupez l'autre en tout petits dés.

Lorsque l'eau bout, mettez les haricots et les dés de poivron dans le panier. Laissez cuire 12 min.

Quand ils sont cuits, servez-les dans une assiette, parsemez de persil (il va dégeler instantanément grâce à la chaleur), salez (pas trop !), poivrez.

Remarque

On trouve les haricots verts déjà préparés en sachets au rayon « légumes frais » à côté des salades et des crudités rincées et emballées. Vérifiez bien leur aspect, pas toujours optimal : extrémités jaunies, taches noires… non merci !

HARICOTS VERTS AUX CHAMPIGNONS

Préparation et cuisson : 15 min

2 poignées de haricots verts surgelés
2 gros champignons de Paris
1 gousse d'ail
1 échalote
1 c. à s. d'huile d'olive
1 c. à s. de persil surgelé
sel, poivre

Faites chauffer de l'eau dans le cuit-vapeur.

Lorsque l'eau bout, jetez les haricots dans le panier et laissez cuire 12 min.

Pendant ce temps, faites chauffer une poêle avec l'huile d'olive, le persil, l'ail et l'échalote épluchés et hachés.

Rincez rapidement les champignons et coupez-les en fines tranches. Faites-les revenir quelques minutes à la poêle. Ajoutez les haricots verts et mélangez quelques instants pour que l'ensemble s'imprègne bien.

Salez (pas trop !), poivrez.

Remarque

N'importe quel champignon peut convenir. En saison, laissez-vous tenter par les girolles, qui se marient admirablement avec les haricots verts.

LENTILLES TOUTES SIMPLES

Préparation et cuisson : 25 min

60 g de lentilles
1 oignon
1 feuille de laurier
1 c. à s. de thym séché
sel, poivre

Versez les lentilles dans une passoire à très petits trous (un chinois) et rincez-les bien sous l'eau du robinet.

Mettez-les dans une casserole, couvrez d'au moins 3 fois leur volume d'eau (les lentilles gonflent à la cuisson). Ne salez pas : le sel ferait durcir les lentilles.

Épluchez et coupez l'oignon en tranches très fines. Jetez-les dans l'eau. Rajoutez la feuille de laurier préalablement rincée.

Faites cuire 20 min dans de l'eau frémissante (pas à gros bouillons !).

Lorsque la cuisson est terminée, les lentilles sont encore fermes mais la dent s'enfonce dans leur chair tendre (testez en récupérant 1 ou 2 lentilles à l'aide d'une fourchette). Salez, poivrez et parsemez de thym.

Remarque

Avec la « soupe brûle-graisses » p. 62, c'est une des deux « entorses » aux « 15 minutes maxi » promises pour les recettes de ce livre. Car nous avons là un plat modèle IG bas brûle-graisses.

Un conseil : préparez-en d'avance, par exemple le dimanche soir, lorsque vous avez un peu de temps et en plus grande quantité : les lentilles se conservent très bien, se congèlent tout aussi parfaitement et se prêtent à bon nombre d'idées « salades ». Vous « rattraperez » vos 20 min de cuisson (pendant lesquelles il n'y a strictement rien à surveiller) en préparant ensuite des assiettes en 5 minutes top chrono !

Ma salade antifringale

Préparation : 10 min
Cuisson : sans

1 petite boîte de pois chiches (265 g)
1 petite boîte de thon à l'huile d'olive (120 g)
1/2 concombre
1 tomate
1/2 oignon rouge
persil surgelé
1 c. à s. de vinaigre de vin
1 c. à s. de son d'avoine
sel, poivre

Rincez et égouttez les pois chiches. Mettez-les dans un saladier.

Coupez le demi-concombre en petits dés. Ajoutez-le aux pois chiches.

Coupez la tomate en quatre, puis les quartiers obtenus encore en deux. Hop, sur les concombres !

Émincez l'oignon le plus finement possible puis découpez les tranches en petits dés. Ils rejoignent la tomate et le concombre.

Versez le vinaigre sur la salade, puis l'équivalent d'une c. à c. d'huile d'olive prélevée dans la boîte de thon.

Égouttez bien ce dernier puis émiettez-la dans le saladier. Mélangez les ingrédients et parsemez enfin de persil et de son d'avoine.

Remarque

Le son d'avoine est un outil magique pour « caler » les faims les plus insatiables. Comme les pois chiches. Comme le thon. Comme le vinaigre… Bref : ne changez rien !

Œufs coque avec ses mouillettes de fonds d'artichaut

Préparation et cuisson : 4 min

2 œufs bio extra-frais
1 petite boîte de fonds d'artichaut (220 g)
poivre à volonté

Faites cuire les œufs à la coque (3 min) à l'eau bouillante.

Pendant ce temps, égouttez les fonds d'artichaut, coupez-les en bâtonnets de la taille d'une mouillette et posez-les sur du papier absorbant.

Une fois les œufs cuits, mettez-les dans des coquetiers, tapotez la coquille avec une cuillère pour les « décalotter », coupez le « chapeau », donnez un tour de moulin à poivre (mais évitez le sel).

Trempez vos « mouillettes » dans le jaune et dégustez.

Remarque

Les boîtes sont toujours trop salées. C'est pourquoi dès qu'elles entrent en jeu dans l'une de nos recettes, on évite d'utiliser aussi la salière. Car, rappel, non seulement le sel donne soif et faim, mais en plus il favorise la rétention d'eau. Pas l'idéal !

Au fait

Si vous avez un peu plus de temps, utilisez les fonds d'artichaut surgelés que vous ferez décongeler à l'eau bouillante. Ils seront plus tendres et plus fondants que ceux en boîte. Vous pourrez même les servir tièdes : un régal !

Chaud-froid d'œuf en gelée à la jardinière de légumes

Préparation : 2 min
Cuisson : 10 min

1 œuf en gelée (chez le charcutier ou au rayon traiteur)
250 g de jardinière de légumes surgelée
1 c. à c. de thym séché
1 c. à s. de crème à 8 %
sel, poivre

Faites décongeler la jardinière de légumes pendant 10 min à la casserole.
Salez, poivrez, ajoutez le thym et la crème.
Pendant ce temps, présentez l'œuf en gelée bien froid sur une assiette.
Servez-le flanqué de la jardinière de légumes très chaude. Dégustez aussitôt.

Le détail qui change tout

Rien n'empêche de couper l'œuf en son milieu pour faire couler le jaune sur les légumes…

Remarque

L'œuf est, en soi, une petite merveille antifringale. Mais figurez-vous que la gelée aussi ! Comme la vie est bien faite (et nos recettes aussi…).

ŒUFS POCHÉS AUX 3 POIVRONS

Préparation et cuisson : 15 min

1 poivron rouge
1 poivron jaune
1 poivron vert
2 c. à s. de vinaigre
2 œufs bio extra-frais
1 c. à c. de ciboulette surgelée
sel, poivre

Faites chauffer de l'eau dans le cuit-vapeur.

Pendant ce temps, rincez les poivrons. Lorsque l'eau bout, mettez vos poivrons dans le panier et faites-les cuire 10 min.

Épluchez-les, coupez-les en lanières et faites-les réchauffer doucement dans une casserole. Salez, poivrez.

Portez 50 cl d'eau à ébullition dans une petite casserole, ajoutez le vinaigre et cassez-y délicatement les œufs. Laissez pocher 3 min, égouttez à l'aide d'une écumoire et servez sur les poivrons, parsemés de ciboulette.

Remarque

N'oubliez pas le vinaigre dans la casserole : il empêche les œufs de « s'éparpiller » dans l'eau.

Omelette ciboulette au chou-fleur

Préparation et cuisson : 15 min

2 œufs bio extra-frais
1 c. à s. de ciboulette
3 poignées de fleurettes de chou-fleur surgelées
sel, poivre

Faites chauffer de l'eau dans le cuit-vapeur.

Lorsqu'elle bout, déposez le chou-fleur dans le panier, salez, poivrez. Laissez cuire 15 min.

Pendant ce temps, battez les œufs en omelette dans un bol, salez, poivrez et ajoutez la ciboulette.

Faites cuire l'omelette 3 min environ dans une poêle antiadhésive chaude. Pliez-la sur elle-même à l'aide d'une spatule et servez immédiatement avec le chou-fleur.

Remarque

Là, dans l'omelette, la ciboulette fraîche a quelque chose de sacré. Mais si vous n'avez que de la congelée… va pour le grand froid. Ce sera toujours mieux que les herbes déshydratées dont on ne veut vraiment pas dans les placards.

Pâtes « presque carbonara »

Préparation et cuisson : 8 min

60 g de spaghettis complets
1 barquette de dés de jambon blanc (100 g)
5 champignons de Paris
2 grosses c. à s. de crème à 8 %
poivre

Faites cuire les pâtes *al dente* (selon les instructions sur le paquet).

Pendant ce temps, faites dorer les dés de jambon à la poêle antiadhésive.

Rincez rapidement les champignons de Paris, séchez-les bien et taillez-les en fines lamelles.

Réservez les dés de jambon dorés sur une assiette puis jetez les champignons dans la poêle, et laissez-les « suer » afin qu'ils rendent toute leur eau.

Égouttez les pâtes, servez-les dans une assiette creuse. Ajoutez la crème, les champignons et le jambon, poivrez. Mélangez et servez aussitôt.

Remarque

Quand on choisit des pâtes ou du riz complet, il est toujours préférable d'opter pour le bio afin d'éviter les résidus de pesticides, hélas fréquents sur les céréales complètes « non bio ».

Petit curry express de cabillaud

Préparation et cuisson : 15 min

1 filet de cabillaud (frais ou surgelé)
2 petites courgettes
1 pincée de curry en poudre
1/2 citron
sel, poivre

Faites chauffer de l'eau dans le cuit-vapeur.
Rincez et essuyez les courgettes. Ne les épluchez pas, ôtez les extrémités et coupez-les simplement en rondelles pas trop fines.
Quand l'eau bout, étalez les rondelles de courgettes et le poisson dans le panier du cuit-vapeur.
Poudrez de curry, salez, poivrez et laissez cuire 10 min. Servez avec le citron.

Remarque

Si vous trouvez moins gras et moins difficile à faire, on vous rembourse deux fois la différence.

Poêlée de jambon aux champignons

Préparation et cuisson : 12 min

1 barquette de dés de jambon blanc (100 g)
8 champignons de Paris
1 c. à s. de crème à 8 %
poivre

Faites dorer les dés de jambon 5 min à la poêle antiadhésive, jusqu'à ce qu'ils arborent un joli brun.

Rincez rapidement et coupez assez finement les champignons. Réservez sur une assiette.

Faites-les suer dans la poêle déjà chaude, jusqu'à ce qu'ils aient rendu leur eau.

Remettez le jambon dans la poêle avec les champignons. Ajoutez la crème, poivrez.

Remarque

Inutile de saler le plat, le jambon s'en charge. Cette préparation peut se manger telle quelle accompagnée d'une belle salade verte assaisonnée d'un peu de citron, ou servir de sauce pour des pâtes ou du riz afin d'obtenir un bon petit plat du jour complet !

Poêlée méditerranéenne

Préparation et cuisson : 15 min

2 courgettes
2 carottes (bio si possible)
1 aubergine
2 tomates
1 c. à s. d'huile d'olive
1 oignon
1 gousse d'ail
sel, poivre

Épluchez et hachez l'ail et l'oignon.

Rincez les courgettes et les carottes puis taillez-les en rondelles pas trop fines (les courgettes plus épaisses que les carottes). Il est inutile de les éplucher, surtout si elles sont bio. Coupez l'aubergine en cubes.

Passez les tomates sous l'eau et coupez-les en quartiers.

Pendant ce temps, dans une grande poêle antiadhésive (sauteuse) ou dans une cocotte en fonte, versez l'huile puis ajoutez l'ail et l'oignon. Faites revenir pendant 2 min.

Ajoutez les légumes, 1/2 verre d'eau, couvrez et laissez cuire 10 min à feu vif. L'aubergine doit être moelleuse, la carotte, *al dente*. Salez, poivrez.

Remarque

Si vos légumes ne sont pas bio, épluchez les carottes avant de les découper en rondelles. Sinon, un bon rinçage et zou !

Poireau presque vinaigrette

Vous pouvez préparer cette recette la veille
Préparation et cuisson : 15 min

2 blancs de poireau
1 c. à c. de jus de citron
1 c. à c. d'huile d'olive
1 c. à s. de son d'avoine
sel, poivre

Faites chauffer de l'eau dans le cuit-vapeur.

Pendant ce temps, fendez et rincez soigneusement les blancs de poireau.

Lorsque l'eau bout, déposez-les dans le panier. Laissez cuire 10 min.

Dès la fin de cuisson, sortez-les pour qu'ils tiédissent rapidement.

Pendant ce temps, mélangez l'huile et le citron dans un petit bol. Salez, poivrez.

Assaisonnez les poireaux. Ajoutez le son d'avoine. Servez encore tiède ou bien froid.

Remarque

Pour être sûr de bien laver le poireau, entaillez l'extrémité « côté vert » en croix sur 5 à 8 cm et plongez le blanc dans de l'eau en écartant les différentes épaisseurs afin d'y déloger la terre. Parfois, celle-ci se loge presque jusqu'au cœur, même si elle se cantonne le plus souvent dans la partie verte.

Potage de lentilles au cabillaud

Préparation et cuisson : 15 min

1 petite boîte de lentilles
1 filet de cabillaud (100 à 120 g)
1 petite carotte
1 c. à s. de crème à 8 %
1 c. à s. de ciboulette congelée
1 feuille de laurier
sel, poivre

Faites chauffer de l'eau dans le cuit-vapeur.

Épluchez et coupez la carotte en rondelles.

Quand l'eau bout, déposez le poisson et les rondelles de carotte dans le panier. Laissez cuire 10 min.

Pendant ce temps, versez les lentilles dans une casserole avec la feuille de laurier et un grand verre d'eau. Faites réchauffer doucement. Ôtez le laurier puis mixez le tout.

Salez, poivrez, ajoutez la crème et les rondelles de carottes. Mélangez bien et servez dans une assiette creuse.

Détachez le poisson en miettes du bout des doitgs, répartissez-les sur la soupe, parsemez de ciboulette et servez immédiatement.

Ah bon ?

Plus il y a de morceaux dans la soupe, plus elle coupe la faim. Ne vous acharnez donc pas trop avec le mixeur…

Poulet aux épinards et à la mozzarella

Préparation et cuisson : 15 min

1 blanc de poulet
1/2 boule de mozzarella (60 g)
1 oignon
1 gousse d'ail
1 c. à s. d'huile d'olive
6 palets d'épinards en branches surgelés
sel, poivre

Faites chauffer l'huile d'olive dans une sauteuse.

Coupez le blanc de poulet en cubes. Laissez-les dorer 5 min avec l'oignon et la gousse d'ail épluchés et coupés en petits morceaux. Ôtez-les de la sauteuse et réservez dans une assiette.

À la place, mettez les palets d'épinards et 1/2 verre d'eau. Laissez cuire 8 min en mélangeant régulièrement.

Remettez le poulet dans la sauteuse et ajoutez la mozzarella coupée en dés. Salez, poivrez et mélangez rapidement.

Remarque

Vous aurez du mal à trouver un plat dont l'IG est plus bas que celui-là. Alors ne cherchez pas, savourez, tout simplement !

Poulet mariné poêlé

À préparer la veille
Préparation et cuisson : 15 min

1 blanc de poulet
1/2 citron
1 yaourt à 0 %
1 c. à c. d'épices tandoori
poivre

La veille
Coupez le blanc de poulet en cubes. Disposez-les sur une assiette creuse.

Préparez la marinade :
Dans un bol, mélangez le jus du 1/2 citron, le yaourt, les épices et le poivre.
Versez la marinade sur le poulet, mélangez bien avec une fourchette afin de recouvrir toutes les faces.
Recouvrez l'assiette d'un film étirable.
Rangez au réfrigérateur jusqu'au lendemain.

Le jour J
Faites chauffer une poêle antiadhésive. Jetez les morceaux de poulet et laissez cuire environ 10 min en remuant. Servez avec n'importe laquelle des recettes de légumes ou simplement avec une grosse salade verte.

Remarque
Vous ne rêvez pas, nous avons bien affaire à une recette super protéinée + IG bas + brûle-graisses et en plus, superfacile. Il vous faudra autre chose ?

Riz sauvage au maquereau et lentilles

Préparation et cuisson : 15 min

1 petite boîte de lentilles
3 c. à s. de riz sauvage
1/2 petit oignon
1 c. à s. d'huile d'olive
1 petite boîte de filets de maquereau au muscadet
sel, poivre

Portez une petite casserole d'eau salée à ébullition, versez les lentilles, le riz sauvage et laissez cuire 15 min.

Pendant ce temps, chauffez l'huile d'olive dans une poêle puis faites revenir l'oignon épluché et taillé en fines tranches. Égouttez grossièrement le maquereau, ajoutez-le dans la poêle. Laissez cuire 10 min tout en remuant avec une fourchette pour détacher le maquereau en morceaux irréguliers.

Égouttez le riz aux lentilles, ajoutez-le dans la poêle et mélangez bien le tout. Présentez par-dessus le poisson et les rondelles d'oignon confit. Servez aussitôt.

Remarque

Le riz sauvage, c'est ce riz dont les grains tout noirs laissent sceptiques quant à son origine. Normal, ce n'est pas du vrai riz, mais une variété d'avoine. Et alors ? Puisque son IG est très, très bas, et que ce riz est très, très bon, où est le problème ?

Saint-Jacques à l'orange et aux amandes

Préparation et cuisson : 15 min

200 g de noix de Saint-Jacques surgelées
1 c. à s. d'huile d'olive
1 orange
1 c. à s. d'amandes effilées
sel, poivre

Faites chauffer de l'eau dans le cuit-vapeur.

Mettez les noix de Saint-Jacques encore surgelées dans le panier et laissez cuire pendant 7 min.

Épongez-les entre deux feuilles de papier absorbant.

Chauffez l'huile dans une poêle et faites dorer les noix 4 min en remuant régulièrement.

Arrosez avec le jus de l'orange, salez, poivrez.

Au moment de servir, parsemez sur les Saint-Jacques les amandes dorées à sec quelques minutes à la poêle antiadhésive.

Remarque

Si vous les préférez « nature », laissez s'exprimer l'âme marine qui est en vous. Le jus d'orange n'a rien d'obligatoire. Tout comme les amandes. Mais pour qui aime les assaisonnements raffinés, c'en est un fort savoureux, parfaitement « IG-BG » (index glycémique bas/brûle-graisses) et très « santé » !

Au fait

Si vous utilisez des noix de Saint-Jacques fraîches, sautez l'étape « cuit-vapeur ».

SAINT-JACQUES AUX LÉGUMES

Préparation et cuisson : 15 min

200 g de noix de Saint-Jacques surgelées
1 c. à s. d'huile d'olive
3 poignées de légumes surgelés au choix (carottes, courgettes, haricots verts, salsifis, brocolis, chou-fleur…)
1/2 citron
sel, poivre

Faites chauffer de l'eau dans le cuit-vapeur.
Déposez les légumes encore congelés dans le panier le plus bas.
Mettez les noix de Saint-Jacques dans le panier le plus haut et faites-les cuire 7 min. Sortez-les et épongez-les entre deux feuilles de papier absorbant.
Laissez les légumes cuire encore 5 min.
Chauffez l'huile dans une poêle, jetez-y les noix.
Ajoutez les légumes et laissez mijoter 4 min en remuant souvent.
Servez les Saint-Jacques avec les légumes et le 1/2 citron. Salez et poivrez selon votre goût.

Remarque
Vous hésitez entre les noix de pétoncle (bon marché) et les Saint-Jacques (bonnes tout court) ? Le résultat « minceur » sera identique. C'est simplement en bouche que les choses seront un peu différentes…

Au fait
Si vous utilisez des noix de Saint-Jacques fraîches, sautez l'étape « cuit-vapeur ».

Salade complète en rose et vert

Préparation : 10 min
Cuisson : sans

1 botte de radis
1 belle poignée de mâche
2 tranches de jambon dégraissé (100 g en tout)
40 g d'emmental allégé
1 c. à s. de vinaigre de vin
le jus d'1/2 citron
2 c. à c. d'huile de colza
1 c. à s. de son d'avoine
poivre

Équeutez et rincez les radis un à un. Éliminez les radicelles. Essuyez vos radis dans un torchon. Coupez-les en rondelles.

Rincez une belle poignée de mâche. Essorez-la. Mettez-la dans un saladier, ajoutez les radis.

Dans un bol, mélangez le vinaigre, le citron, l'huile, le poivre et le son d'avoine. Ajoutez cet assaisonnement sur la salade et remuez bien.

Posez les 2 tranches de jambon l'une sur l'autre et taillez-les en petits carrés.

Coupez l'emmental en cubes.

Ajoutez le jambon et le fromage à la salade, mélangez rapidement.

Remarque

Pas de sel : jambon et emmental sont suffisamment salés !

Salade du dimanche soir

Préparation et cuisson : 15 min

2 œufs bio
1 petite boîte de lentilles
1 petite boîte de cœurs de palmier (220 g)
1 c. à c. d'huile de colza
1 c. à c. de vinaigre de vin
1 c. à s. de moutarde à l'ancienne
1 c. à c. de ciboulette fraîche ou surgelée
sel, poivre

Faites cuire les œufs pendant 10 min dans une casserole d'eau bouillante.

Pendant ce temps, égouttez les lentilles dans une passoire et rincez-les à l'eau fraîche.

Égouttez aussi les cœurs de palmier. Coupez-les en petits tronçons.

Dans un bol, préparez la vinaigrette avec la moutarde, l'huile, le vinaigre, le sel et le poivre. Égouttez et écalez les œufs.

Dans une assiette creuse, disposez les lentilles égouttées, puis les cœurs de palmier, et enfin les œufs coupés en deux ou en rondelles.

Assaisonnez. Ajoutez la ciboulette.

Remarque

Personne ne vous en voudra si vous la mangez un mercredi. Mais l'idée c'est de piller les réserves de survie du placard, opération qui rime le plus souvent avec dimanche soir.

Salsifis provençaux

Préparation et cuisson : 8 min

1 petite boîte de salsifis (265 g)
2 tomates
1 c. à s. de thym
sel, poivre

Égouttez les salsifis, mettez-les dans une casserole.
Rincez les tomates et coupez-les en tout petits dés, ajoutez-les aux salsifis ainsi que le thym.
Faites réchauffer 5 min à feu doux.
À la fin, salez et poivrez légèrement.

Remarque

Si les salsifis sont un peu tristes lorsqu'ils garnissent seuls un steak ou une volaille, ils reprennent tout de suite des couleurs à IG très, très bas au contact de leurs amies les tomates. Ou comment, sous la bannière minceur, réconcilier un légume typiquement du Nord avec une fille du Sud.

Saumon à l'unilatérale aux noisettes

Préparation et cuisson : 10 min

1 pavé de saumon
4 ou 5 noisettes
sel, poivre

Chauffez une poêle antiadhésive et poêlez le pavé de saumon côté peau pendant 8 min sur feu vif.

Pendant ce temps, concassez des noisettes : posez-les sur une planche à découper et écrasez-les avec un verre, par un mouvement tournant. Attention, n'en faites pas de la poudre !

Versez les miettes de noisettes sur le saumon, côté chair, salez, poivrez et servez aussitôt.

Remarque

Quel rapport entre le saumon et les noisettes ? Des bons acides gras, qui aident à perdre du poids tout en garantissant une belle peau. Important aussi, la peau, non ?

Soupe de poulet aux légumes

Préparation et cuisson : 15 min

1 blanc de poulet (bio ou Label Rouge)
1 cube de bouillon de légumes (bio)
60 g de spaghettis complets
1 poignée de rondelles de poireau surgelées
1 c. à s. de coriandre surgelée

Chauffez de l'eau dans une casserole avec le cube de bouillon. Faites-y pocher le poulet pendant 10 min.

Pendant ce temps, faites cuire le poireau et les pâtes dans une autre casserole 12 minutes (temps de cuisson des pâtes complètes).

En même temps, découpez la viande en fines lanières que vous mettrez dans une assiette creuse. Ajoutez les pâtes au poireau et enfin le bouillon. Parsemez votre soupe de coriandre et servez.

Remarque

La coriandre est facultative mais comme elle favorise la digestion et évite les ballonnements, pourquoi se priver de cet accessoire « ventre plat » si agréable ?

Au fait

Le poulet ? Super brûle-graisses, super antifringale et super IG bas.

« Spaghettis-mozza »

Préparation et cuisson : 12 min

60 g de spaghettis complets
1 petite boîte de tomates pelées
1 échalote
1 c. à c. d'huile d'olive
1/2 boule de mozzarella (60 g)
sel, poivre

Dans une poêle, faites chauffer 1 c. à c. d'huile avec l'échalote épluchée et finement hachée. Ajoutez les tomates pelées, coupées en cubes et le jus de la boîte. Salez, poivrez. Laissez mijoter 10 min sans couvercle, sur feu vif.

Pendant ce temps, chauffez une grande quantité d'eau dans une casserole. Lorsqu'elle bout, plongez-y les pâtes. Et faites-les cuire *al dente*.

Coupez la mozza en petits cubes.

Égouttez les pâtes. Assaisonnez-les avec la préparation de tomates, ajoutez les morceaux de mozza, remuez rapidement et servez brûlant.

Remarque

Plus la mozzarella est coupée finement, plus elle fait des « fils ». C'est tout le but de l'opération !

Steak de thon et sauce au yaourt

Préparation et cuisson : 10 min

1 steak de thon
1/2 citron
1 yaourt à 0 %
1 c. à s. de ciboulette surgelée
sel, poivre

Faites griller le steak de thon 2 min de chaque côté dans une poêle antiadhésive bien chaude. Salez et poivrez légèrement.

Pendant ce temps, fouettez le yaourt avec le jus du 1/2 citron, la ciboulette, du sel et du poivre.

Servez le thon brûlant dans une assiette, la sauce au yaourt à côté, et une garniture au choix : riz basmati, spaghettis complets ou salade de roquette sont parfaits !

Remarque

Vérifiez la cuisson du thon en observant le pavé sur le côté : le cœur doit être rosé. Cette cuisson préserve le fondant et le moelleux de la chair du thon.

Steak tartare superexpress

Préparation : 5 min
Cuisson : sans

150 g de viande hachée
1 œuf bio (facultatif)
1 c. à s. de moutarde
2 cornichons et/ou quelques câpres
1 petit oignon
sel, poivre

Épluchez et hachez l'oignon. Coupez les cornichons en petits morceaux.

Mélangez votre viande hachée avec tous les ingrédients. Salez et poivrez.

Si vous avez choisi l'option « avec œuf », formez un creux au milieu de la viande pour y mettre le jaune (pas le blanc !)

Remarque

On sert traditionnellement le tartare avec des frites ou de la salade. Inutile de vous préciser dans quel camp vous vous situez. Même si le jaune d'œuf augmente la teneur en calories du plat, il renforce aussi les apports protéiques donc coupe-faim.

Sushis chauds de cœurs de palmier

Préparation et cuisson : 15 min

2 petites tranches de saumon fumé
1 boîte de cœurs de palmier (220 g)
3 c. à s. de crème à 8 %
1 c. à s. de ciboulette surgelée
poivre

Préchauffez le four th. 6 (180°C).
Égouttez les cœurs de palmier. Coupez les tranches de saumon en deux, enroulez chaque cœur dans un morceau puis rangez-les dans un plat allant au four.
Mélangez la crème, 2 c. à s. d'eau, la ciboulette et le poivre. Nappez les cœurs de palmier avec cette sauce et enfournez 10 min.

Remarque

D'accord, ça ressemble seulement de loin à des sushis. Mais le problème avec les vrais sushis, c'est que l'IG du riz blanc au milieu est si élevé qu'on n'ose même pas vous le rappeler. Tandis qu'avec le cœur de palmier, on a 20/20. Et d'abord, pourquoi les sushis ne seraient-ils jamais chauds ?

Tagliatelles de courgette

Préparation et cuisson : 6 min

1 courgette
1 citron
1 c. à s. d'huile de colza
1 c. à c. de thym
sel, poivre

Chauffez une grande quantité d'eau dans une casserole.

Pendant ce temps, rincez la courgette, éliminez les extrémités, puis coupez-la en fines lanières à l'aide d'un couteau économe, comme si vous cherchiez à l'éplucher jusqu'à ce qu'il n'en reste plus rien.

Lorsque l'eau bout, plongez-y les tagliatelles de courgette pendant 1 min (pas plus !) et rafraîchissez-les tout de suite après sous un filet d'eau froide afin de préserver leur couleur et leur texture.

Dans un petit bol, mélangez le jus du citron pressé avec l'huile. Salez, poivrez, parsemez de thym, versez sur les courgettes et mélangez rapidement.

Remarque

Sur le même principe, on peut aussi faire des tagliatelles de carotte ou de céleri, à condition d'être un peu adroit pour ce dernier. Au-delà de l'aspect ludique de la chose, c'est une astuce géniale pour cuire les légumes ultra-rapidement et les consommer encore croquants.

Au fait

Ces tagliatelles sont conçues pour être servies juste tièdes, mais elles seront encore meilleures le lendemain, bien fraîches, après avoir mariné avec la sauce. En revanche, si vous voulez les servir en guise de légumes chauds, ne mettez pas de citron.

Tofu à la provençale

Préparation et cuisson : 15 min

100 g de tofu
1 petite boîte de haricots rouges (220 g)
1 poivron vert
2 tomates
1 oignon
1 gousse d'ail
1 c. à s. d'huile d'olive
1 c. à c. de paprika
sel, poivre

Rincez le poivron. Coupez-le en petits morceaux et épépinez-le. Rincez les tomates et détaillez-les en dés.

Chauffez l'huile dans une grande poêle. Épluchez et hachez l'oignon et l'ail puis faites-les revenir pendant 3 min.

Ajoutez les dés de tomates et le poivron. Poudrez les ingrédients de paprika puis ajoutez le tofu écrasé à la fourchette ou coupé en petits cubes et les haricots égouttés. Salez, poivrez. Poursuivez la cuisson 10 min à feu vif, en remuant régulièrement.

Remarque

Un plat 100 % végétarien, champion de l'équilibre, de la minceur et du rassasiement. Vous n'aurez jamais de fringales après un tel concentré d'aliments IG-BG !

Tournedos de dinde à la pomme

Préparation et cuisson : 14 min

1 tournedos de dinde
1 pomme (type Golden)
1 oignon
1 c. à s. d'huile d'olive
sel, poivre

Chauffez l'huile dans une poêle.
Épluchez l'oignon et émincez-le finement. Faites-le dorer dans l'huile.
Épluchez la pomme puis coupez-la en quatre. Retirez la partie dure et les pépins, puis retaillez chaque quartier en deux.
Mettez la viande et les quartiers de pomme dans la poêle.
Salez, poivrez et laissez cuire 10 min à feu vif en retournant la viande à mi-cuisson.

Remarque

Un bon riz basmati complétera avec brio ce plat riche en protéines brûle-graisses et en fibres, parfaites pour l'IG donc pour la ligne. En plus, l'intérêt d'un plat sucré-salé, c'est qu'il permet de se passer de dessert sans frustration ! Enfin, ça aide...

Truite au romarin (sans odeurs)

Préparation et cuisson : 15 min

1 truite (demandez à votre poissonnier de la préparer)
1 c. à c. de romarin
1 échalote
1/2 citron
sel, poivre

Faites chauffer de l'eau dans le cuit-vapeur.

Pendant ce temps, posez la truite au milieu d'une feuille de papier sulfurisé. Salez, poivrez. Parsemez de romarin.

Épluchez et hachez l'échalote. Ajoutez-la dans la papillote puis arrosez avec le jus du citron.

Lorsque l'eau bout, fermez la papillote et posez-la dans le panier du cuit-vapeur. Laissez cuire 12 min.

Remarque

Ce qui est génial avec le cuit-vapeur, c'est que dans le second panier, vous pouvez faire cuire vos légumes verts. Pas de perte de temps ni de mélange d'odeurs. Ultrapratique, ultrafacile, ultrarapide !

Veau à l'endive et à l'orange

Préparation et cuisson : 15 min

1 escalope de veau
2 endives
1 c. à s. d'huile d'olive
1 oignon
1 orange
1 pincée de curry
sel, poivre

Chauffez l'huile dans une sauteuse.

Pendant ce temps, épluchez l'oignon et émincez-le finement. Jetez-le dans la poêle puis saisissez l'escalope de veau 5 min de chaque côté.

Pendant ce temps, rincez et coupez les endives en quatre dans le sens de la longueur, voire en huit si elles sont très grosses. Coupez l'orange en deux et pressez son jus.

Mettez les endives dans la poêle. Salez, poivrez.

Ajoutez le jus de l'orange et le curry, puis laissez encore mijoter sur feu vif pendant 5 min.

Remarque

Ce plat haut en couleur et en saveurs est une fête des sens. Vue, odorat, goût… tout le monde en profite ! Or, le plaisir est le facteur n°1 de réussite de TOUT régime, n'importe quel nutritionniste vous le confirmera.

Veau au thym

Préparation et cuisson : 15 min

1 escalope de veau
1 oignon
1 gousse d'ail
1 c. à s. d'huile d'olive
1 c. à c. de thym
sel, poivre

Coupez l'escalope de veau en cubes.
Épluchez l'oignon et émincez-le.
Épluchez l'ail et pressez-le ou coupez-le en petits morceaux.
Dans une poêle, versez l'huile d'olive et faites revenir l'oignon et l'ail pendant 1 à 2 min.
Ajoutez la viande, parsemez de thym et laissez cuire à feu vif pendant 2 à 3 min. Baissez le feu puis poursuivez la cuisson 7 à 8 min, en remuant régulièrement.

Remarque

Il n'y a pas plus digeste que le veau, ni meilleure source de protéines. Une viande de choix pour les candidats à la minceur, d'autant qu'elle n'absorbe pas le gras lors de la cuisson !

« Wok » de bœuf aux poivrons

Préparation et cuisson : 15 min

1 rumsteck (125 g)
1 poivron rouge
1 poivron vert
1 c. à s. d'huile d'olive
1 oignon
1 c. à s. de vinaigre de vin
1 pincée de paprika
1 pincée de cumin
sel

Rincez les poivrons, coupez-les en cubes et retirez les pépins.
Coupez la viande en aiguillettes. Épluchez et émincez l'oignon.
Chauffez l'huile dans un wok ou une sauteuse. Faites-y fondre à feu vif l'oignon et les cubes de poivrons. Laissez cuire 5 min en remuant régulièrement.
Au bout de 2 min, jetez-y les aiguillettes de viande et laissez-les cuire 3 min pas plus, pour ne pas les faire raidir et durcir. Versez le vinaigre, mélangez à l'aide d'une spatule puis ajoutez le paprika, le cumin, un peu de sel et remuez vivement.

L'info en plus

Servez ce plat avec du riz complet ou basmati.

Les desserts

Carpaccio d'ananas cannelle-orange

Préparation : 10 min
Cuisson : sans

1 ananas Victoria
1 orange
1 c. à c. de cannelle

Coupez votre ananas en deux dans le sens de la hauteur.

Gardez une seule moitié dont vous retirez la peau à l'aide d'un grand couteau bien tranchant. Ôtez aussi le cœur dur et coupez le 1/2 ananas en fines tranches, toujours avec le même « super » couteau.

Présentez les 1/2 tranches ainsi obtenues sur une assiette, comme un carpaccio.

Coupez l'orange en deux, pressez-en une moitié et versez le jus sur le carpaccio. Poudrez de cannelle.

Remarque

Vous terminerez votre ananas demain sans faute car une fois ouvert, il se conserve mal. N'oubliez pas de le protéger en l'emballant dans un film étirable avant de le mettre au réfrigérateur.

Vous trouverez une autre recette de « 1/2-ananas » p. 132.

Douceur tiède aux fruits rouges

Préparation et cuisson : 7 min

100 g de fruits rouges surgelés
1 c. à c. de sirop d'érable
1 c. à c. de menthe surgelée

Mettez les fruits rouges avec le sirop d'érable dans une petite casserole et laissez réchauffer doucement pendant 5 min.

Servez dans un petit ramequin.

Parsemez de menthe.

Laissez tiédir le temps de manger l'entrée et le plat.

Ce dessert sera juste à température idéale !

Option

Une grosse envie de dessert sérieux ? Une fois un peu refroidis, versez vos fruits sur 4 c. à s. de fromage blanc à 0 %. Ajoutez la menthe seulement ensuite, pour le plaisir des yeux.

Remarque

Un fleuron de dessert brûle-graisses qui allie l'exploit d'être simplissime à réaliser, à IG très bas et de combler les papilles les plus exigeantes.

Fromage blanc cacao-cannelle

Préparation : 1 min
Cuisson : sans

4 c. à s. de fromage blanc à 0 %
1 c. à s. de sirop d'érable
un peu de cannelle
un peu de poudre de cacao (maigre, sans sucre)

Dans un bol, versez le fromage blanc à 0 % et le sirop d'érable.

Poudrez de cannelle puis de cacao. Pas trop !

Mélangez bien. Vous pouvez repoudrer un voile de cannelle sur le tout, juste pour le plaisir !

Remarque

Maigre, IG bas, riche en flavonoïdes… le cacao, tout comme le chocolat noir, n'est pas interdit quand on veut perdre du poids. Il a fallu attendre d'être presque à la fin de cet ouvrage pour vous livrer cette excellente nouvelle ! Bien sûr, concernant le chocolat, la vitesse de croisière s'élève à maximum 2 carrés par jour. Mais pour le cacao en poudre, la latitude est plus large… il est si maigre !

Fruits de saison au pavot

Préparation : 8 min
Cuisson : sans

1 orange
1 poire
Jus d'1/2 citron
200 g de fraises en été (ou 2 kiwis en hiver)
2 c. à c. de graines de pavot

Épluchez l'orange et la poire. Coupez la première en tranches, la seconde en dés, mélangez dans un petit saladier.
En été : rincez et équeutez 200 g de fraises. Coupez-les en deux si elles sont très grosses.
En hiver : épluchez et coupez 2 kiwis en rondelles.

Mélangez tous les fruits ensemble. Versez dessus le jus du citron. Mélangez à nouveau.
Parsemez le tout des graines de pavot.
Gardez la moitié pour votre repas et conservez le reste sous un film étirable au réfrigérateur pour le soir ou le lendemain.

Remarque

Un dessert ultravitaminé pour une silhouette taille fine et une forme olympique. Chacun de ces fruits est une bombe de vitamine C. Et, méconnu mais bien réel, la vitamine C est… coupe-faim !

Mangue à l'érable, cannelle et menthe

Préparation et cuisson : 15 min

1 mangue
1 c. à s. de sirop d'érable
1 c. à c. de poudre de cannelle
1 c. à c. de menthe surgelée

Coupez 1 mangue en deux, ôtez le noyau central et pelez-la.
Chauffez le sirop d'érable dans une petite casserole et faites cuire les deux moitiés de mangue, à feu doux, 6 min de chaque côté.
Poudrez de cannelle, parsemez de menthe et laissez tiédir. Servez avec la sauce de cuisson juste tiède elle aussi.

Remarque

Si vous voulez accélérer le mouvement, coupez votre mangue en cubes, mais pas trop petits pour qu'ils ne se délitent pas dans la casserole. Le temps de cuisson est alors rapporté à 4 ou 5 min en tout, maxi. Mais le résultat est un peu moins joli !

Vivement demain !

Conservez l'autre moitié de mangue au réfrigérateur pour le repas suivant.

Melon aux framboises et menthe

Préparation : 4 min
Cuisson : sans

1 melon
3 c. à s. de framboises (fraîches ou surgelées)
2 c. à c. de menthe (fraîche ou surgelée)

Coupez le melon en deux, retirez la partie centrale et les pépins à l'aide d'une petite cuillère.
Remplissez le creux d'une moitié de melon de framboises. Si elles sont surgelées, elles décongèleront le temps que vous preniez l'entrée et le plat.
Décorez de menthe.

Remarque

Rangez l'autre moitié du melon au réfrigérateur, mais ne tardez pas à la consommer. Et pensez toujours à le sortir 30 min à 1 h avant dégustation : trop froid, il se digère mal.

Ah bon ?

La saveur sucrée du melon ne reflète pas vraiment sa teneur en sucre, finalement très réduite. C'est juste qu'il possède un taux très faible d'acidité. D'ailleurs, au sens strictement botanique, le melon est un légume et non un fruit. Tout s'explique !

Mirabelles à la cannelle

Préparation et cuisson : 11 min

3 poignées de mirabelles surgelées
1 pincée de cannelle en poudre

Faites décongeler les mirabelles surgelées pendant 10 min à la casserole. Doucement !

Poudrez de cannelle.

Servez les fruits tièdes, joliment présentés dans un bol ou une coupe.

Remarque

Un fruit frais ou congelé + de la cannelle, vous ne trouverez pas meilleur. Les choses simples sont finalement les plus appréciées. Et pour la silhouette, c'est clairement le bon choix. Alors, c'est compliqué de manger des fruits ?

Pirogue d'ananas aux fruits rouges

Préparation : 8 min
Cuisson : sans

1 ananas
3 c. à s. de fruits rouges frais ou surgelés
1 c. à c. de cannelle

Coupez l'ananas en deux dans le sens de la hauteur.
Ôtez la partie dure et creusez une moitié de l'ananas à l'aide d'un couteau parfaitement affûté.
Coupez la chair en cubes, mélangez-les avec les fruits rouges et remplissez la coque avec la préparation.
Poudrez de cannelle.

Remarque

Rangez l'autre moitié de l'ananas emballée sous un film étirable au réfrigérateur. Vous la mangerez nature demain matin au petit déjeuner !

POIRE À L'ÉRABLE ET À LA CANNELLE

Préparation et cuisson : 8 min

1 poire
2 c. à c. de sirop d'érable
1 c. à c. de poudre de cannelle

Pelez la poire, retirez la partie centrale et les pépins, coupez-la en 6 quartiers.
Chauffez une petite poêle, jetez-y les quartiers de poire, arrosez de sirop d'érable et laissez cuire 5 min.
Poudrez de cannelle, laissez tiédir.

Remarque

Ce dessert est un modèle de simplicité et d'IG bas. À condition de ne pas oublier la cannelle bien sûr… Car cette dernière est plus qu'un joker : c'est le petit pot qui se laisse sur la table pour parfumer yaourts, salades de fruits et même plat salés. Elle seule renferme un composé génial qui fait baisser l'IG du repas tout entier !

Pomme cuite en vapeur de thym

Préparation et cuisson : 15 min

1 pomme
1 branche de thym (ou 1 c. à c. de thym séché)

Faites chauffer de l'eau dans le cuit-vapeur.

Pendant ce temps, rincez la pomme et évidez-la. Piquez légèrement le fruit, afin qu'il n'éclate pas à la cuisson.

Plantez la branche de thym (ou ajoutez le thym séché) dans le trou que vous avez creusé.

Lorsque l'eau bout, posez la pomme bien à plat dans le panier vapeur et laissez cuire pendant 15 min environ (tout dépend de la taille du fruit, il peut être prêt plus vite. Pour le savoir : piquez le fruit à cœur avec la lame d'un couteau. Si elle s'enfonce facilement, c'est cuit !).

Ah bon ?

À votre place, on préparerait au moins 3 pommes d'un coup que l'on dégusterait une par une au fil des dîners suivants ou… des petits déjeuners gourmands !

SALADE AUX TROIS FRUITS

Préparation : 8 min
Cuisson : sans
Attente : 2 h si possible

1 pomme
1 poire
1 mangue
1/2 citron
1 c. à c. de fleur d'oranger

Épluchez et coupez en cubes la pomme et la poire. Arrosez immédiatement de la moitié du jus du citron.

Coupez la mangue en deux, dégagez une moitié de fruit et découpez la chair en cubes.

Ajoutez-les à ceux de pomme et de poire, versez dessus le reste du jus de citron et la fleur d'oranger.

Protégez le tout d'un film plastique étirable et mettez au réfrigérateur. Si possible, laissez reposer 2 h minimum, le temps que les fruits s'imprègnent bien de la marinade.

Emballez l'autre moitié de mangue (toujours avec son noyau) et placez-la au réfrigérateur.

Vivement demain !

Cette recette est conçue pour 2 repas. Mangez-en la moitié le jour même et la moitié au repas suivant. Pas tout d'un coup, les gourmands ! Son atout ? L' eau de fleur d'oranger, qui adoucit naturellement tout ce qu'elle touche !

Salade d'orange marocaine

Préparation : 7 min
Cuisson : sans

2 petites oranges
1 c. à c. de cannelle
eau de fleur d'oranger

Épluchez les oranges et éliminez l'excédent de peau blanche, amère.
Coupez-les en tranches fines et disposez-les dans une assiette.
Poudrez de cannelle puis arrosez-les de quelques gouttes d'eau de fleur d'oranger.

Remarque
En saison, vous pouvez remplacer les oranges par 2 petits brugnons bien mûrs. Dans les deux cas, l'IG reste très, très sage…

Smoothie pêche-cassis

Préparation : 4 min
Cuisson : sans

1 pêche
4 c. à s. de grains de cassis
12,5 cl d'eau
1 citron vert

Épluchez et dénoyautez la pêche.
Mettez sa chair dans le bol du mixeur. Ajoutez l'eau et le jus du citron vert.
Mixez. Ajoutez les grains de cassis entiers, mélangez.
Dégustez sans attendre.

Remarque
Vous pouvez remplacer le citron vert par du citron jaune, mais le résultat sera un peu moins parfumé. Dommage !

Fraîcheur de fruits rouges aux amandes

Préparation et cuisson : 5 min

125 g de framboises
60 g de groseilles
1 c. à c. de fructose
20 g d'amandes effilées

Lavez les groseilles et détachez-les de leur tige. Mettez-les dans un chinois (passoire très fine) pour les faire égoutter.

Mélangez-les délicatement avec les framboises et le fructose, puis servez-les dans un ramequin .

Au moment de servir, faites dorer 1 à 2 min les amandes effilées dans une poêle antiadhésive (sans ajouter de matière grasse) et répartissez-les sur les fruits.

Remarque

Dans l'idéal, cette recette devrait être servie bien fraîche. Si vous n'avez pas peur de l'oublier, vous pouvez fort bien la placer pendant quelques minutes au congélateur : elle ressortira simplement parfaite.

Ah bon ?

Le fructose est un sucre génial, 100 % naturel, à IG très bas. Il remplacera avantageusement le simple sucre blanc, dont l'IG est plus élevé. Néanmoins, n'en abusez tout de même pas, le fructose reste aussi calorique que du sucre !

YAOURT AU COULIS DE FRUITS ET SIROP D'ÉRABLE

Préparation et cuisson : 6 min

1 yaourt nature (de préférence au bifidus)
100 g de fruits rouges surgelés
1 c. à c. de sirop d'érable

Faites décongeler les fruits rouges surgelés avec le sirop d'érable pendant 5 min dans une petite casserole.

Laissez refroidir.

Battez le yaourt, versez-le dans un ramequin puis nappez-le avec le coulis refroidi.

Remarque

Le bifidus est une « gentille bactérie » qui aide à digérer et à retrouver le ventre plat. En plus, il procure un petit goût tout doux et une texture fort onctueuse au yaourt. Un conseil : adoptez-le au quotidien.

ANNEXES

TABLE IG DES ALIMENTS LES PLUS COURANTS

Rappel. Sauf exception (maltose/bière), l'index glycémique d'un aliment est compris entre 0 et 100. Plus le chiffre est proche de 100 – donc plus il est élevé–, plus l'aliment risque de faire grossir.

Au contraire, plus il est bas, proche de 0, plus il vous aidera dans votre perte de poids.

Aliments	IG
Abricot	30
Amandes, noisettes, noix, noix de cajou, cacahuètes	15
Ananas	45
Artichaut	20
Avocat	10
Avoine	40
Banane	45 (verte) 60 (mûre)
Biscuits barres chocolatées	70
Biscuits - classiques (farine blanche), croissant - à la farine complète	 70 50
Carotte, céleri	30 à 35
Céréales germées	15
Champignons	15
Chips, croissants, brioche	70
Chocolat noir, cacao en poudre	20 à 25
Compote et confiture (sans sucre ajouté)	35
Compote et confiture (avec sucre)	65
Corn flakes, Spécial K et autres céréales du petit déjeuner	70 à 85
Cerises, fraises, framboises	25
Fromage blanc, yaourt	30, 35
Fruits en général De 25 (pamplemousse) à 79 (litchi)	En général entre 30 et 40 pommes/ prunes/ poires/pêche/ orange : 38 mangue : 50

Aliments	IG
Glace et sorbet	60
Légumes verts et frais – en général (poivron, salade, brocoli, céleri, chou, concombre, courges, haricots verts…)	0 !
Légumes secs en général (flageolets, lentilles, pois chiches, pois cassés…) À savoir : - pois chiches secs (cuits soi même) - pois chiches en boîte - lentilles « maison » - lentilles en boîte	20 à 25 31 42 22 à 30 52
Maïs	65
Œufs	0 !
Olive	15
Pain - à hamburger, de mie - azyme - blanc, baguette (et biscotte) - complet, au levain - (si grillé)	 85 40 70 à 85 65 45
Patate douce	50
Pâtes - complètes - lasagnes - macaroni - linguine - nouilles - spaghettis *farine complète* - spaghettis *al dente* - spaghettis *très cuits*	 50 75 45 45 à 50 70 38 40 65

Aliments	IG
Pomme de terre - vapeur ou à l'eau (avec la peau) - au four - en purée - frite	 65 95 80 à 90 (flocons) 95
Poissons et fruits de mer	0 !
Pruneau	40
Quinoa	35
Riz - au lait (dessert) - basmati - basmati complet - blanc standard - complet brun - cuisson rapide - glutineux (sushis) - long - sauvage - soufflé, galette de riz	 75 50 45 70 50 85 90 60 35 85
Sauce tomate	35
Sodas	70
Soja (et tofu, lait de soja)	15 à 25 (selon préparation)
Sucre - blanc « classique » - fructose - glucose - maltose (bière) - miel	 70 20 100 110 87
Viandes (et poulet, jambon)	0 !

INDEX DES RECETTES

S

T

V

W

Y

TABLE DES MATIÈRES

Impression réalisée par

CPI
Brodard & Taupin

La Flèche (Sarthe), le 16-04-2009
52471 – Dépôt légal : avril 2007
Imprimé en France